中国居民平衡膳食宝塔
Chinese Food Guide Pagoda

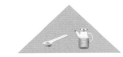

| 盐 | <5克 |
| 油 | 25~30克 |

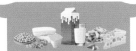

| 奶及奶制品 | 300~500克 |
| 大豆及坚果类 | 25~35克 |

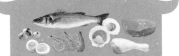

动物性食物　　120~200克
——每周至少2次水产品
——每天一个鸡蛋

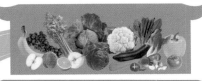

| 蔬菜类 | 300~500克 |
| 水果类 | 200~350克 |

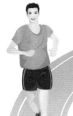

谷类　　　　　　200~300克
——全谷物和杂豆　50~150克
薯类　　　　　　50~100克

水　　　1 500~1 700毫升

每天活动6 000步

中国营养学会 中国居民平衡膳食餐盘 2022
Chinese Food Guide Plate

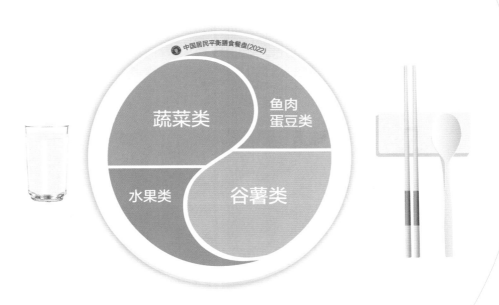

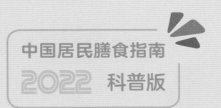

修订专家委员会

一、指导委员会

王陇德　常继乐　刘金峰　陈萌山　白书忠　刘培俊
吴良有　田建新　朱蓓薇

二、修订专家委员会

主　任：杨月欣
副主任：杨晓光　马冠生　丁钢强　常翠青　马爱国　孙长颢
委　员：（按姓氏汉语拼音排序）

陈　雁　程义勇　郭红卫　郭俊生　何宇纳　孔灵芝
赖建强　李　铎　李　宁　李长宁　马玉霞　沈秀华
苏宜香　孙建琴　汪之顼　王　梅　王　竹　王加启
王培玉　肖　荣　谢敏豪　于　康　张　坚

三、秘书组

王晓黎　姚　魁　吴　佳　荣　爽　田　粟
高　超　张　娜　刘培培　丁　昕

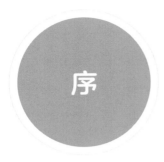

序

　　自 1989 年以来，我国已先后发布四版居民膳食指南，在不同时期对指导居民通过平衡膳食改变营养健康状况、预防慢性病、增强健康素质发挥了重要作用。《中国居民膳食指南（2022）》针对近年来我国居民膳食模式改变和膳食营养主要问题，致力于适应居民新时期的营养健康需求和国家粮食安全要求，将有效帮助居民科学选择食物、合理搭配膳食，预防和减少慢性病发生，切实提升人民群众健康水平，同时在食物生产、流通、加工、消费等各环节更好地发挥引导作用，为构建营养导向的可持续食物系统提供重要支撑。希望广大群众和社会各界携手共进，共同致力于新指南的推广落实工作，践行"每个人都是自己健康第一责任人"的理念，树立营养健康、杜绝浪费的良好饮食风尚，为健康中国建设宏伟目标的实现贡献积极力量。

中国工程院院士

原卫生部副部长

中国营养学会荣誉理事长

2022 年 9 月

前言

　　在国家卫生健康委员会的组织和领导下，《中国居民膳食指南（2022）》第5版于2022年发布。

　　为了更好理解和促进应用，我们编写了这本更简单、更易读的科普版。这本书主要告诉大家如何选购食物、如何科学吃喝、如何运动，保障自身健康。

　　《中国居民膳食指南（2022）》修订专家委员会，首先完成了膳食与健康科学证据的收集、整理和分析，经过修订专家委员会多次研讨和论证，并广泛征求相关领域专家、政策研究者、管理者的意见，最终形成了《中国居民膳食指南（2022）》系列指导性文件。

　　《中国居民膳食指南（2022）（科普版）》是在《中国居民膳食指南（2022）》的基础上，根据营养学原理，紧密结合我国居民膳食消费和营养状况的实际情况编制。其目标是指导生命全周期的各类人群，对健康人群和有疾病风险的人群提出健康膳食准则，包括鼓励科学选择食物，追求终身平衡膳食和合理运动，以保持良好健康生活状态，维持适宜体重，预防或减少膳食相关慢性病的发生，从而提高我国居民整体健康素质。

本书主要解释了膳食指南提出的八条平衡膳食准则，并对如何应用膳食准则、如何实践平衡膳食、制作家庭一日三餐给出具体指导，按照此指引，可以轻松学习认识食物、学习配餐并达到营养目标。

本书的读者主要是具有一定文化程度的大众。书内的解读和实践应用能够提供：

1. 健康食物选择、平衡膳食设计的知识和技能；
2. 营养教育课程；
3. 膳食营养自学读本。

更加详细的内容请参考《中国居民膳食指南（2022）》等可利用资源，可以在 http://dg.cnsoc.org 获得。特殊个体膳食的具体指导可联系当地医院营养科、保健中心等机构或中国营养学会的备案营养师。

《中国居民膳食指南（2022）》修订专家委员会主任

杨月欣

2022 年 9 月

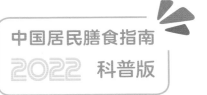

平衡膳食准则八条

准则一
食物多样，合理搭配
Enjoy a varied and well-balanced diet

平衡膳食模式是最大程度上保障人类营养需要和健康的基础，食物多样是平衡膳食模式的基本原则。多样的食物应包括谷薯类、蔬菜水果类、畜禽鱼蛋奶类、大豆坚果类等。建议平均每天摄入 12 种以上食物，每周 25 种以上。谷类为主是平衡膳食模式的重要特征，建议平均每天摄入谷类食物 200~300g，其中全谷物和杂豆类 50~150g；薯类 50~100g。每天的膳食应合理组合和搭配，平衡膳食模式中碳水化合物供能占膳食总能量的 50%~65%，蛋白质占 10%~15%，脂肪占 20%~30%。

准则二
吃动平衡，健康体重
Be active to maintain a healthy body weight

体重是评价人体营养和健康状况的重要指标，运动和膳食平衡是保持健康体重的关键。各个年龄段人群都应该坚持每天运动、维持能量平衡、保持健康体重。体重过低和过高均易增加疾病的发生风险。推荐每周应至少进行 5 天中等强度身体活动，累计 150 分钟以上；坚持日常身体活动，主动身体活动最好每天 6 000 步；注意减少久坐时间，每小时起来动一动，动则有益。

多吃蔬果、奶类、全谷、大豆

Have plenty of vegetables, fruits, dairy, whole grains and soybeans

　　蔬菜、水果、奶类和大豆及其制品是平衡膳食的重要组成部分，坚果是膳食的有益补充。蔬菜和水果是维生素、矿物质、膳食纤维和植物化学物的重要来源，奶类和大豆类富含钙、优质蛋白质和 B 族维生素，对降低慢性病的发病风险具有重要作用。推荐餐餐有蔬菜，每天摄入不少于 300g 蔬菜，深色蔬菜应占 1/2。推荐天天吃水果，每天摄入 200~350g 新鲜水果，果汁不能代替鲜果。吃各种各样的奶制品，摄入量相当于每天 300ml 以上液态奶。经常吃全谷物、豆制品，适量吃坚果。

适量吃鱼、禽、蛋、瘦肉

Eat moderate amounts of fish, poultry, eggs and lean meats

　　鱼、禽、蛋和瘦肉可提供人体所需的优质蛋白质、维生素 A、B 族维生素等，有些也含有较高的脂肪和胆固醇。目前我国畜肉消费量高，过多摄入对健康不利，应当适量食用。动物性食物优选鱼和禽类，鱼和禽类脂肪含量相对较低，鱼类含有较多的不饱和脂肪酸。蛋类各种营养成分齐全，瘦肉脂肪含量较低。过多食用烟熏和腌制肉类可增加部分肿瘤的发生风险，应当少吃。推荐成年人平均每天摄入动物性食物总量 120~200g，相当于每周摄入鱼类 2 次或 300~500g、畜禽肉 300~500g、蛋类 300~350g。

少盐少油，控糖限酒

Limit foods high in salt, sugar and cooking oil, avoid alcoholic drinks

　　我国多数居民食盐、烹调油和脂肪摄入过多，是目前肥胖、心脑血管疾病等慢性病发病率居高不下的重要因素，因此应当培养清淡饮食习惯，推荐成年人每天摄入食盐不超过 5g，烹调油 25~30g，避免过多动物性油脂和饱和脂肪酸的摄入。过多摄入添加糖可增加龋齿和超重的发生风险，建议不喝或少喝含糖饮料，推荐每天摄入糖不超过 50g，最好控制在 25g 以下。儿童青少年、孕妇、乳母不应饮酒，成年人如饮酒，一天饮酒的酒精量不超过 15g。

规律进餐，足量饮水
Adhere to a healthy eating habit and drink adequate amounts of water

规律进餐是实现合理膳食的前提，应合理安排一日三餐，定时定量、饮食有度，不暴饮暴食。早餐提供的能量应占全天总能量的 25%~30%，午餐占 30%~40%，晚餐占 30%~35%。水是构成人体成分的重要物质并发挥着多种生理作用。水摄入和排出的平衡可以维护机体适宜水合状态和健康。建议低身体活动水平的成年人每天饮 7~8 杯水，相当于男性每天喝水 1 700ml，女性每天喝水 1 500ml。每天主动、足量饮水，推荐喝白水或茶水，不喝或少喝含糖饮料。

会烹会选，会看标签
Learn nutrition labeling, shop wisely and cook smart

食物是人类获取营养、赖以生存和发展的物质基础，在生命的每一个阶段都应该规划好膳食。了解各类食物营养特点，挑选新鲜的、营养素密度高的食物，学会通过食品营养标签的比较，选择购买较健康的包装食品。烹饪是合理膳食的重要组成部分，学习烹饪和掌握新工具，传承当地美味佳肴，做好一日三餐，家家实践平衡膳食，享受营养与美味。如在外就餐或选择外卖食品，按需购买，注意适宜份量和荤素搭配，并主动提出健康诉求。

公筷分餐，杜绝浪费
Pay attention to dietetic hygiene, serve individual portions, and reduce food waste

日常饮食卫生应首先注意选择当地的、新鲜卫生的食物，不食用野生动物。食物制备生熟分开，储存得当。多人同桌，应使用公筷公勺、采用分餐或份餐等卫生措施。勤俭节约是中华民族的文化传统，人人都应尊重和珍惜食物，在家在外按需备餐，不铺张不浪费。从每个家庭做起，传承健康生活方式，树饮食文明新风。社会餐饮应多措并举，倡导文明用餐方式，促进公众健康和食物系统可持续发展。

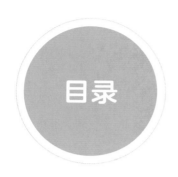

目录

准则二 吃动平衡,健康体重 27

准则三 多吃蔬果、奶类、全谷、大豆 45

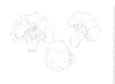

准则四　适量吃鱼、禽、蛋、瘦肉 …………… 63

准则五　少盐少油，控糖限酒 ………………… 77

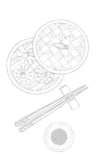

第三部分

如何实践平衡膳食

附　录

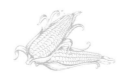

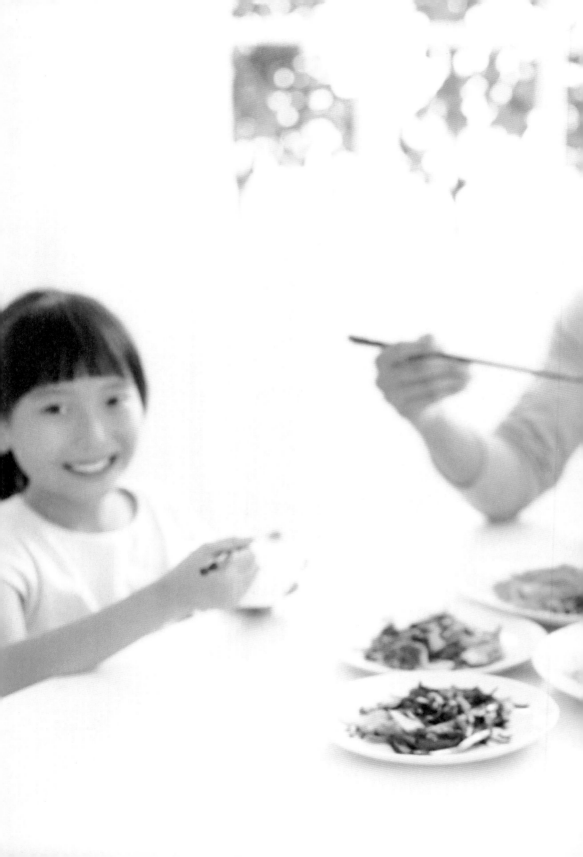

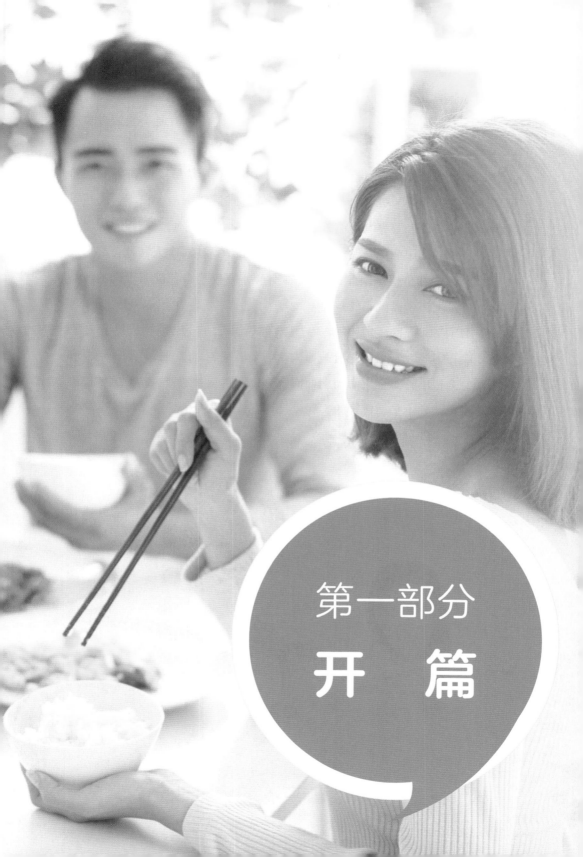

第一部分

开 篇

合理膳食是健康的基础，不仅可以提供满足我们每天生理需要的能量和营养素，而且有利于自我健康管理和预防慢性病。在社会发展进步和人民追求幸福生活的今天，"吃好"对儿童良好生长发育、成年人健康及老年人长寿等的作用显得愈发重要。《中国居民营养与慢性病状况报告（2020年）》显示，我国居民不健康的生活方式仍然普遍存在，居民超重肥胖问题也不断凸显，与膳食相关的高血压、2型糖尿病、高胆固醇血症等多种慢性病的患病率/发病率仍呈上升趋势，这些对个人和社会都造成了巨大的压力和负担。因此，如何"吃好"，不仅是自我健康管理的核心内容，更是促进全民健康的基础。

《中国居民膳食指南（2022）（科普版）》是在《中国居民膳食指南（2022）》的基础上，紧密结合我国大众需要而编制，以居民的营养需要和健康利益为根本，对全生命周期如何进行合理膳食和适量运动，保持健康体重并避免膳食不平衡带来的疾病风险具有普遍性的指导意义。

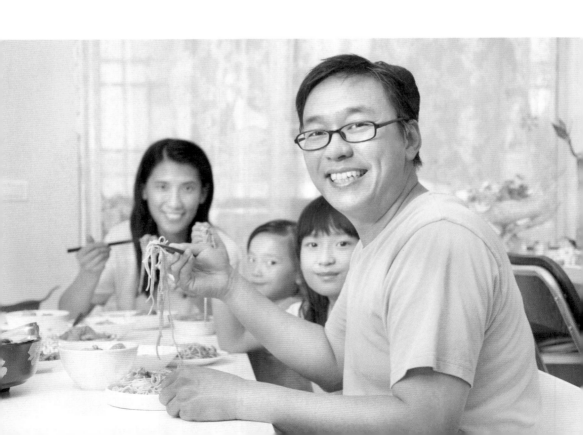

一、什么是膳食指南

膳食指南（dietary guidelines，DG）是根据营养科学原则和当地居民营养健康状况，结合当地食物生产供应情况及人群生活实践，由政府或权威机构研究并提出的食物选择和身体活动的指导意见。

膳食指南是健康教育和公共卫生政策的基础性文件，是国家实施和推动食物合理消费及改善人群健康目标的重要组成部分。各个国家都制定了自己的膳食指南；供政策制定者、健康教育人员和大众使用。《健康中国行动（2019—2030年）》中"合理膳食行动"要求我国居民学习中国居民膳食科学知识，使用中国居民平衡膳食宝塔、平衡膳食餐盘等支持性工具，根据个人特点合理搭配食物。

《我国的膳食指南》首次发布于1989年。随着社会发展与居民生活方式的变化，为应对不同时期我国居民的营养与健康问题，中国营养学会组织专家分别于1997年、2007年、2016年对膳食指南进行了3次修订。2007年和2016年两版《中国居民膳食指南》均由国家卫生健康委（原卫生部、原国家卫生计生委）发布。受国家卫生健康委员会委托，2020年中国营养学会组织了《中国居民膳食指南（2016）》修订专家委员会，成立膳食与健康科学证据报告工作组和膳食指南专家工作组。经过多次讨论和论证，并广泛征求相关领域专家、政策研究者、管理者的意见，最终形成《中国居民膳食指南（2022）》系列指导性文件。

（一）常见的膳食模式类型

根据食物的主要来源，膳食模式一般可分为3种类型：

1. 动物性食物为主型

常见于欧美等经济发达国家和地区。膳食组成以动物性食物为主，年人均消费畜肉类、禽、蛋等量较大，而年人均谷类消费量仅为 50~70kg。其膳食营养组成特点为高能量、高蛋白质、高脂肪、低膳食纤维。长期以动物性食物为主的饮食，优点是富含蛋白质、矿物质、维生素等，缺点是脂肪摄入过高，易增加肥胖、高脂血症、冠心病、糖尿病等慢性病的发生风险。

2. 植物性食物为主型

常见于亚洲和部分非洲国家和地区。膳食组成以植物性食物为主，动物性食物较少，年人均消费粮食多达 140~200kg，而肉、蛋、奶及鱼虾共计年人均消费量仅为 20~30kg。长期采用此型膳食模式，膳食蛋白质和脂肪的摄入量较低，蛋白质来源以植物性食物为主，如果某些优质蛋白质、矿物质和维生素摄入不足，易增加营养缺乏病患病风险。

3. 动植物性食物平衡型

此型膳食模式中植物性和动物性食物构成比例适宜，优质蛋白质约占膳食蛋白质的 50% 以上，且食物多样。这种膳食模式既可满足人体对各种营养素的需要，又可预防慢性病，一些国家和地区的饮食结构趋于此膳食模式。

除上述 3 种类型之外，还有一些各具特点的膳食模式，例如地中海膳食模式、DASH 饮食等。地中海膳食模式由蔬菜、水果、海产品、五谷杂粮、坚果和橄榄油以及少量的牛肉和乳制品、葡萄酒等组成，是以高膳食纤维、

高维生素、低饱和脂肪为特点的膳食结构。DASH 饮食又称高血压终止膳食，是一种通过增加蔬菜、水果、全谷物、鱼、低脂食物摄入，减少红肉及加工肉制品、甜食、油脂类、胆固醇、钠的摄入而进行高血压防治的膳食模式。

（二）我国的膳食模式变迁

"五谷为养，五果为助，五畜为益，五菜为充。"食物多样的饮食原则，是我国传统饮食文化的基础。我国以植物性食物为主，尤以谷类为主的传统膳食模式，呈现高碳水化合物、高膳食纤维、低动物脂肪的营养特点。

随着我国经济的发展，居民膳食结构发生了较大的变化。历次全国营养调查或监测的数据提示，我国居民膳食结构最显著的改变是随着收入水平的提高，人们更趋向于消费动物性食物，而且特别趋向于消费畜肉类食品。在动物性食物消费量增加的同时，植物性食物特别是谷类食物的消费量下降。谷类食物提供的能量占膳食总能量的比例从 1982 年的 71.2% 下降到 2015—2017 年的 51.5%，但谷类食物仍然是我国居民的主要食物。

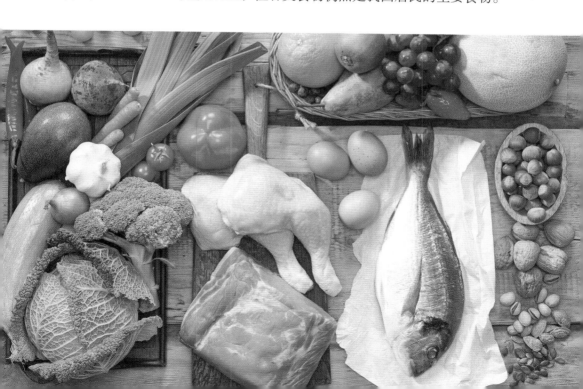

《中国居民膳食指南科学研究报告（2021）》中详细描述了我国不同地区的膳食现状。研究表明，在传统膳食模式的演变过程中，我国不同地区居民逐渐形成了某些地域性的膳食模式。这些各具特色的膳食模式一方面满足居民营养与健康需要，另一方面也在慢性病的发病风险、死亡风险以及对预期寿命影响等方面综合表现出不同地区的较大区别。中国人群不同膳食模式对健康结局影响的研究结果显示，在浙江、上海、江苏、广东、福建等南方膳食模式特点的人群中发生超重肥胖、2型糖尿病、代谢综合征和脑卒中等疾病的风险均较低。同时，心血管疾病和慢性疾病的死亡率较低，该地区居民期望寿命也较高。中国东南沿海很多地区社会经济发展综合水平较高，居民膳食营养状况相对较好，形成了东方传统膳食模式向东方健康膳食模式转变的良好范例。

为了方便描述和推广，把我国东南沿海一带的代表性饮食统称为东方健康膳食模式，其主要特点是：清淡少盐，食物多样，谷物为主，蔬菜水果充足，鱼虾等水产品丰富，奶类豆类丰富等，并具有较高的身体活动量。

二、平衡膳食和合理膳食

1. 平衡膳食模式

平衡膳食模式是根据营养科学原理和膳食营养素参考摄入量而设计的膳食模式。指在一段时间内，膳食组成中的食物种类和比例可以最大限度地满足不同年龄、不同能量水平的健康人群的营养和健康需求。不同的食物中含有的营养素各有特点，只有通过合理搭配膳食中的食物种类和比例，才能满足个体的营养素需要。

　　我国膳食指南推荐既是平衡膳食模式，也是膳食指南的核心观点。"平衡"指人体对食物和营养素摄入和需要的平衡，能量摄入和能量消耗的平衡。平衡膳食强调了日常饮食中食物种类和品种丰富多样，能量和营养素达到适宜水平，注意避免油、盐、糖的过量等多种内涵。

2. 合理膳食

　　合理膳食是在平衡膳食的基础上，考虑到健康状况、地域资源和生活习惯、信仰等情况而调整的膳食。合理膳食能较好地满足不同生理状况、不同信仰以及不同健康状况等因素下的人体在一个阶段的营养与健康需要。

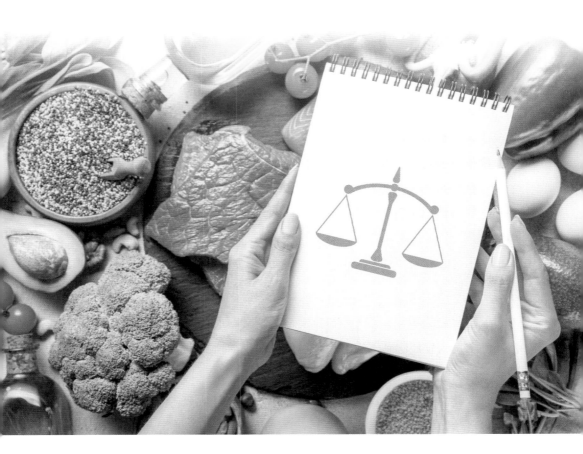

三、倡导平衡膳食的意义

由于经济水平和食物资源的不同，中国城乡居民的膳食结构还存在着较大差距，城市居民的谷类食物供能比低于农村居民，而动物性食物供能比高于农村居民，但二者的变迁趋势相似。

研究表明，我国膳食模式在传统膳食模式的演变过程中，也逐渐形成了某些地域性的优良膳食模式，一方面满足居民营养与健康需要，同时在对居民慢性病的发病风险、死亡率和预期寿命方面的影响上表现出巨大差别。近年来，我国以浙江、上海、江苏等地区为代表的膳食，被认为是健康的中国饮食模式的代表性膳食模式，这也是东方健康膳食模式的代表。其主要特点是食物多样、清淡少盐、蔬菜水果丰富、鱼虾水产多、奶类天天有，并拥有较高的身体活动水平。更重要的是，数据显示，该地区居民总体慢性病发生率低，寿命长。

近年来，我国居民物质和生活条件大为提高，营养不良现象得到了明显改善，但膳食结构仍然不够合理，由此导致的营养问题依然突出。据最新全国性营养和健康状况调查数据显示，我国居民营养相关问题主要有：①膳食结构不合理现象较为突出；②谷类食物摄入总量下降；③动物类食物尤其是畜肉摄入过多；④烹调油和食盐摄入水平居高不下；⑤饮酒率增加；⑥年轻人饮料消费增多导致添加糖摄入量明显增加；⑦居民身体活动水平呈现下降趋势。调查数据还显示，我国居民超重肥胖问题严峻，学生超重肥胖率持续增加；高血压、糖尿病等膳食相关慢性病的患病率居高不下，低龄化趋势明显；居民营养健康意识普遍不足，对预防个人和群体慢性疾病的发生发展起到不良作用。因此，在当前情况下倡导平衡膳食的理念更具现实意义。

合理营养是人体健康的物质基础，平衡膳食则是实现合理营养的根本途径。科学证据和实践已经证明，改善膳食结构、均衡饮食和增加运动量能促进个人健康、增强体质，减少慢性病的发生风险。中国营养学会膳食指南修订专家委员会针对我国当前居民营养和健康状况，结合科学证据提出的中国居民平衡膳食模式，将对改善我国居民营养与健康状况和促进社会可持续发展起到重要作用。

四、《中国居民膳食指南（2022）》平衡膳食八条准则

膳食指南修订专家委员会总结了最新食物与人群健康关系的科学证据，梳理了我国居民主要营养和健康问题，以改善大众营养、引导食物消费、促进全民健康为宗旨，提出了《中国居民膳食指南（2022）》八条准则，以达到平衡膳食目标。

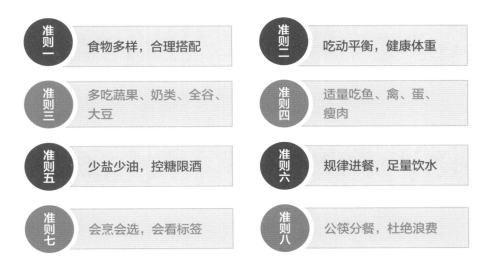

准则一　食物多样，合理搭配

准则二　吃动平衡，健康体重

准则三　多吃蔬果、奶类、全谷、大豆

准则四　适量吃鱼、禽、蛋、瘦肉

准则五　少盐少油，控糖限酒

准则六　规律进餐，足量饮水

准则七　会烹会选，会看标签

准则八　公筷分餐，杜绝浪费

这八条准则适用于2岁以上健康人群，读者可以通过对第二部分以及膳食宝塔、膳食餐盘和膳食算盘的学习，帮助理解记忆。编者还希望通过膳食指南实践应用部分的食谱制作内容，促进大众行动起来，把膳食指南准则落实到日常生活中，并坚持下去，成功维持健康身体，享受美好生活。

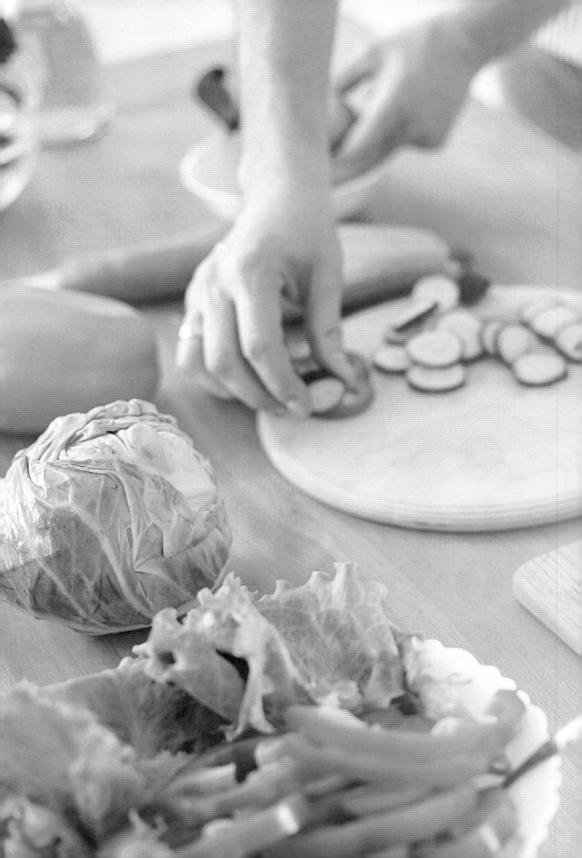

第二部分
中国居民膳食指南(2022)(科普版)

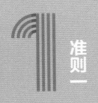

准则一

食物多样
合理搭配

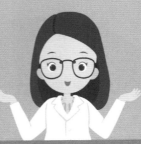

平衡膳食是保障营养和健康的基本原则

食物多样是平衡膳食的基础

不同类别食物中含有的营养素及其他有益成分的种类和数量不同。除喂养 6 月龄内的婴儿的母乳外，没有任何一种天然食物可以满足人体所需的能量及全部营养素。

谷薯类	蔬菜水果	畜禽鱼蛋奶	大豆、坚果类	油、盐

每天摄入 **12** 种以上食物

每周摄入 **25** 种以上食物

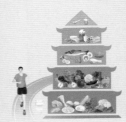

合理搭配一日**三餐**

合理搭配是平衡膳食的保障

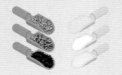

粗细搭配

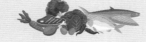

荤素搭配

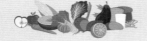

色彩搭配

谷类为主是平衡膳食的重要特征

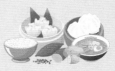

坚持谷类为主

每天摄入谷类食物 **200~300** g，其中包含全谷物和杂豆 **50~150** g

每天摄入薯类 **50~100** g

准则一

食物多样，合理搭配

提　要

平衡膳食模式是保障人体营养和健康的基本原则，食物多样是平衡膳食的基础，合理搭配是平衡膳食的保障。除喂养 6 月龄内婴儿的母乳外，没有任何一种天然食物可以满足人体所需的能量及全部营养素。只有经过合理搭配的多种食物组成的膳食，才能满足人体对能量和各种营养素的需要。

合理搭配是指食物种类和重量在一日三餐中合理化分配。中国居民平衡膳食宝塔用五层把食物多少表现出来，谷类为主是平衡膳食模式的重要特征。谷类食物含有丰富的碳水化合物，是人体所需能量最经济和最重要的食物来源，也是 B 族维生素、矿物质、膳食纤维和蛋白质的重要食物来源，在保障儿童生长发育、维持人体健康方面发挥着重要作用。坚持谷类为主，保证全谷物及杂豆摄入，有利于降低超重 / 肥胖、2 型糖尿病、心血管疾病、结直肠癌等疾病的发生风险。

平衡膳食应做到食物多样，平均每天摄入 12 种以上食物，每周摄入 25 种以上食物，合理搭配一日三餐。成年人每天摄入谷类 200~300g，其中全谷物和杂豆类 50~150g；每天摄入薯类 50~100g。平衡膳食模式能最大程度地满足人体正常生长发育及各种生理活动的需要，提高机体免疫力，降低膳食相关疾病的发生风险。

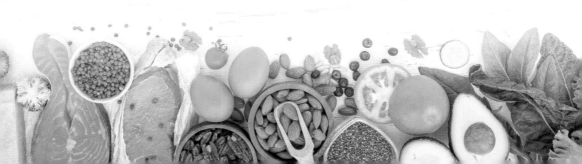

- 坚持谷类为主的平衡膳食模式。
- 每天的膳食应包括谷薯类、蔬菜水果、畜禽鱼蛋奶和大豆类食物。
- 平均每天摄入 12 种以上食物，每周 25 种以上，合理搭配。
- 每天摄入谷类食物 200~300g，其中包含全谷物和杂豆类 50~150g；每天摄入薯类 50~100g。

解　读

1. 食物多样才能营养好

（1）食物中含有各种营养素

营养素是指食物中存在的，能维持机体生长、发育、活动、生殖以及正常代谢所需的物质，包括蛋白质、脂类、碳水化合物、维生素和矿物质共 5 大类。目前已知的人类必需营养素有 42 种，包括蛋白质、脂类、碳水化合物、常量元素、微量元素、维生素等。人体需要通过饮食来满足对这些营养素的需求。

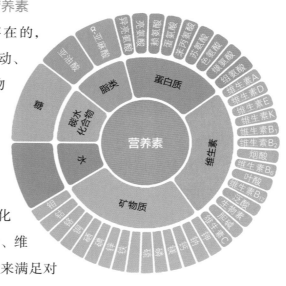

（2）食物中的营养素各有不同

每一种食物中都含有多种营养素，但除了母乳可以作为 6 月龄内婴儿唯一的食物外，再没有任何一种食物能够满足人体对全部营养素的需要。

不同食物中所含有的营养素的种类和数量各不相同，通常把食物按照营养特点归纳为五大类：第一类为谷薯类，包括谷类、薯类和杂豆类（由于在食用习惯上杂豆类经常保持整粒状态，与全谷物概念相符，且常作为主食材料，因此也放入此类）；第二类为蔬菜和水果类；第三类为动物性食物，包括畜、禽、鱼、蛋、奶类；第四类为大豆和坚果类；第五类为纯能量食物，包括烹调油、食糖等（表 2-1-1）。

表 2-1-1　食物分类及主要营养特点

类别	举例	主要营养特点
谷薯类	谷类：稻米、小麦、小米 杂豆类：绿豆、赤豆 薯类：马铃薯、红薯	碳水化合物、蛋白质、膳食纤维、B 族维生素
蔬菜和水果类	蔬菜类：胡萝卜、菠菜、甜椒 水果类：橙子、苹果、香蕉	膳食纤维、矿物质、维生素 C、类胡萝卜素、植物化学物
动物性食物	水产类：鱼、虾、蟹、贝 畜类：猪、牛、羊 禽类：鸡、鸭、鹅 蛋类：鸡蛋、鸭蛋、鹅蛋 奶类：牛奶、羊奶、酸奶	蛋白质、脂类、矿物质、维生素
大豆和坚果类	大豆类：黄豆、青豆、黑豆 坚果类：花生、瓜子、核桃、杏仁	蛋白质、脂类、矿物质、B 族维生素、维生素 E
纯能量食物	油脂类：花生油、菜籽油、猪油 糖类：食糖、淀粉 酒类：白酒、啤酒、红酒	脂类、碳水化合物

（3）量化食物种类，保证营养素充足

营养素的作用各不相同，它们就像一个个螺丝钉，只有都在自己的岗位，才能让人体这台精密的仪器运转良好。因此，为了满足机体营养和健康的需求，日常饮食中就要摄入多种多样的食物，建议平均每天至少摄入 12 种以上食物，每周至少摄入 25 种以上食物，烹调油和调味品不包括在内。

2. 食物多样巧安排

如何做到平均每天摄入 12 种食物及以上，且每周达到 25 种食物及以上呢？首先把 "12/25" 种食物分给除了纯能量食物之外的四大类食物，具体建议可以参考表 2-1-2。然后再按照一日三餐，进行食物种类的分配：早餐摄入 3~5 种食物，午餐摄入 4~6 种食物；晚餐摄入 4~5 种食物；加上摄入零食 1~2 个品种。大家可以参照附录中的食谱学起来！

表 2-1-2　建议摄入的主要食物品种数 *

食物类别	平均每天食用 / 种	每周至少食用 / 种
谷类、薯类、杂豆类	3	5
蔬菜、水果类	4	10
禽、畜、鱼、蛋类	3	5
奶、大豆、坚果类	2	5
合计	12	25

* 不包括油和调味品。

（1）份量变小，种类变多

选 "小份" 是实现食物多样化的关键，也就是每种食物吃少点，食物种类多一些。尤其对儿童用餐，选 "小份" 可以让孩子吃到品种更多、营养素来源更加丰富的食物。

与家人一起吃饭或者集体用餐，采用分餐或份餐的方式，也都能将食物份量变小，从而实现食物多样化。

（2）巧妙搭配，营养充足

1）有粗有细："粗" 和 "细" 指的是食物加工的精细程度。主食的选择上，应该注意增加全谷物和杂豆类等粗加工食物，因为加工精度越高，谷类中的膳食纤维、维生素和矿物质损失越多，导致机体血糖升高的幅度就越大。做米饭时，可在大米中加入全谷物（糙米、燕麦、小米、荞麦、玉米等）

以及杂豆（红小豆、绿豆、芸豆、花豆等）后烹调，如二米饭、豆饭、八宝粥、炒饭等。

2）有荤有素："荤"指动物性食物，"素"指植物性食物。荤素搭配，既可以增加食物品种，又能改善菜肴色、香、味，促进食欲，如什锦砂锅、乱炖等。

3）有深有浅："深"和"浅"指的是食物的颜色，食物呈现的多彩颜色不仅能给人视觉上美的享受，更能刺激食欲。蔬菜水果呈现了赤、橙、黄、绿、青、蓝、紫等丰富多彩的颜色，也代表了所含有的不同植物化学物的特点。要注意多食用深色蔬菜，如蔬菜沙拉、拌菜等（表 2-1-3）。

表 2-1-3　同类食物互换表

谷类	稻米、小麦、小米、大麦、燕麦、荞麦、莜麦、玉米、高粱
杂豆	红豆、绿豆、花豆、芸豆、蚕豆、豌豆
薯类	马铃薯、红薯、芋头、山药
蔬菜	叶茎菜：油菜、菠菜、芹菜、荠菜、白菜 茄果类：茄子、青椒、西红柿、黄瓜 根菜类：白萝卜、胡萝卜 水生蔬菜：慈姑、菱角、藕、茭白 菌藻类：海带、蘑菇、木耳 鲜豆类：菜豆、豇豆、扁豆 葱蒜和其他类别：大蒜、洋葱、大葱、韭菜
水果	苹果、梨、桃子、西瓜、香蕉、菠萝、橙子、芦柑、橘子
畜禽肉	猪、牛、羊、鸡、鸭、鹅
水产品	鱼、虾、蟹、贝
奶制品	牛奶、羊奶及其制品，如奶粉、酸奶、奶酪、炼乳
蛋类	鸡蛋、鸭蛋、鹅蛋
大豆及制品	豆浆、豆腐、豆腐干
坚果类	花生、核桃、葵花籽、南瓜子、开心果、松子、扁桃仁、杏仁

4）同类互换：注意食物多样时也要注意膳食结构的合理性。一段时间内同类型的食物可以进行交换，避免每天食物品种单一，以实现食物多样性。

3. 让全谷物走上你的餐桌

全谷物是指未经精细化加工或虽经碾磨（粉碎或压片等）处理仍保留了完整谷粒所具备的胚乳、胚芽、谷皮和糊粉层组分的谷物。我国传统饮食习惯中作为主食的稻米、小麦、大麦、燕麦、黑麦、黑米、玉米、高粱、青稞、黄米、小米、粟米、荞麦、薏米等，如果加工得当均可作为全谷物的良好来源。

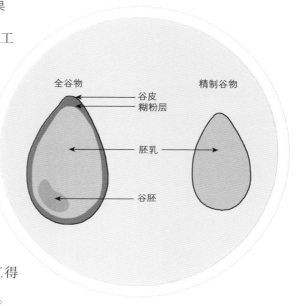

与精制谷物相比，全谷物含有谷物全部的天然营养成分，如膳食纤维、B族维生素和维生素E、矿物质、不饱和脂肪酸及植物甾醇等植物化学物（表2-1-4）。

（1）融入每日三餐主食中

餐餐有谷物，但每餐的主食不能仅吃精白米面，还需将全谷物融入一日三餐。小米、玉米、燕麦、全麦粉等都可以和精白米面搭配，如早餐的小米粥、燕麦粥、八宝粥等；午餐或晚餐中，可以在面粉中加入玉米面、荞麦面等，或者选用全麦粉做馒头、面条、烙饼；白米中放些糙米、燕麦、黑米、薏米等（全谷物适宜占1/3）来烹制米饭。

（2）善用炊具巧烹调

由于全谷物入口感觉粗糙，长期吃精制细软的米或面食的人，食用全

表 2-1-4　精细谷物与全谷物营养素成分比较（每 100g 可食部）

	蛋白质/g	不溶性膳食纤维/g	维生素B₁/mg	维生素B₂/mg	烟酸/mg	维生素E（总和）/mg	钾/mg	镁/mg	铁/mg	锌/mg
粳米（特等）	7.3	0.4	0.08	0.04	1.1	0.76	58	25	0.9	1.07
糙米	7.7	3.4	0.38	0.04	—	1.32	230	123	1.8	1.79
小麦粉（特一粉）	10.3	0.6	0.17	0.06	2.00	0.73	128	32	2.7	0.97
全麦 *	10.6	10.8	0.41	0.09	6.3	1.2	470	80	3.2	2.6
燕麦	10.1	6.0	0.46	0.07	—	0.91	356	116	2.9	1.75
荞麦	9.3	6.5	0.28	0.16	2.2	4.4	401	258	6.2	3.62
玉米（黄，干）	8.7	6.4	0.21	0.13	2.5	3.89	300	96	2.4	1.70
小米	9.0	1.6	0.33	0.1	1.5	3.63	284	107	5.1	1.87
高粱米	10.4	4.3	0.29	0.1	1.6	1.88	281	129	6.3	1.64
青稞	8.1	1.8	0.34	0.11	6.7	0.96	644	65	40.7	2.38
黑大麦	10.2	15.2	0.54	0.14	5.4	—	241	69	6.5	2.33

注："—"代表微量或无。

全麦 * 的数据来自日本食物成分表，其他数据摘自：中国疾病预防控制中心营养与健康所．中国食物成分表标准版（第 6 版 第一册）．北京：北京大学医学出版社，2018.

谷物初期会不太适应。我们可以利用好厨房炊具来消除全谷物的入口粗糙感，例如用电饭煲、高压锅烹煮八宝粥，用电蒸锅蒸玉米棒、杂粮馒头、红薯，都可使其口感柔软。为了改善口感，还可以在全谷物中加入芝麻、葡萄干和大枣等，使全谷物食物更香、更美味。

4. 杂豆好处多

杂豆是指除了大豆之外的红豆、绿豆、芸豆、花豆、豌豆、鹰嘴豆、蚕豆等。与大豆相比，杂豆中碳水化合物含量较高，含 50%~60% 的淀粉，所以杂豆类经常被作为主食看待。杂豆脂肪含量低，B 族维生素含量比谷类高，富含钙、磷、铁、钾、镁等矿物质。杂豆蛋白质含量约为 20%，低于大豆，但氨基酸组成与大豆相似，接近人体需要，富含赖氨酸，与谷类食物搭配食用，可以发挥蛋白质互补作用，提高膳食的营养价值。

杂豆是其他食物的好搭档，既可以做主食，也可以做菜肴或配菜。我国居民传统饮食习惯中，也常常将杂豆整粒做粥、入馅等方法食用，在丰富餐桌食物种类的同时，也为营养添砖加瓦。

（1）融入主食中

杂豆类可以与米面搭配起来做主食，让主食远离单调。例如大米里加一些红豆、绿豆做米饭、熬米粥，面粉里加一些杂豆粉后蒸馒头、烙饼、擀面条等。杂豆还可以做成豆沙馅，做豆沙包、豆沙春卷、八宝饭及各种糕点的馅料。

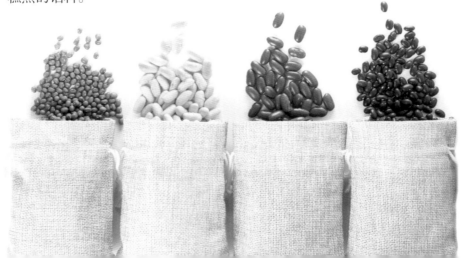

（2）融入菜肴中

有些杂豆食物，如芸豆、花豆、绿豆等，还可做成可口菜肴，如将芸豆、花豆、红豆煮松软后，混合番茄酱后可制成美味凉菜，绿豆发芽后可以做拌菜或炒菜。

5. 薯类不可忽视

薯类通常包括马铃薯（土豆）、红薯（甘薯、山芋）、芋头、山药和木薯，传统上可作为主食或蔬菜食用。薯类除了提供丰富的碳水化合物、膳食纤维外，还含有较多的微量营养素。马铃薯中的钾含量丰富，红薯中的β-胡萝卜素含量较高，薯类中还含有一般谷类食物中不含有的维生素C。增加薯类摄入可以降低便秘的发生风险。建议平均每天摄入50~100g薯类食物。

（1）做主食

马铃薯和红薯经蒸或煮后，可直接作为主食食用。也可以切块放入大米中经烹煮后同食。马铃薯粉、红薯粉及其制品如马铃薯面馒头、面条也是主食的良好选择。

（2）做菜肴

炒土豆丝、清炒山药都是美味家常菜肴。薯类还可以和其他蔬菜或肉类搭配烹饪，提升营养价值，比如土豆炖牛肉、山药炖排骨、山药炒三鲜等。

（3）做零食

例如红薯干、烤红薯、烤土豆等，但是不宜多吃油炸薯类食物。

6. 主食吃好才健康

（1）谷类为主是平衡膳食的重要特征

我国居民通常以谷类食物作为主食，碳水化合物在谷类食物中含量为

40%~70%，是最经济的膳食能量来源。谷类蛋白质含量为 8%~10%，脂肪含量为 2% 左右，还含有矿物质、B 族维生素和膳食纤维。谷类为主的膳食模式，不仅可以提供充足的能量，保障碳水化合物供给能量达到膳食总能量一半以上，还能够避免过多动物性食物和脂肪的摄入，降低心血管疾病和糖尿病等膳食相关慢性病的发病风险。一日三餐都应摄入充足的谷类食物。

近年来，很多人认为吃富含碳水化合物的主食，会引起肥胖，不吃主食就会减肥。这种说法是不正确的。

（2）谷类要合理加工和烹调

精白米面是指加工精度高的稻米和小麦，出米面率低，色白，口感好，受很多人喜爱。但从营养价值来讲，大米和白面并非越白越好。因为谷类的加工精度越高，营养素损失就越多，特别是 B 族维生素和矿物质。另外，谷类加工越精细，食用后血糖反应水平越高。同一种食物不同的烹调方法也影响血糖反应水平。比如蒸煮较黏稠的米饭，在餐后半小时到一小时内的血糖反应水平明显高于干米饭。因此，对于要控制血糖的人群来说，不宜喝熬煮时间过长的精白米粥。

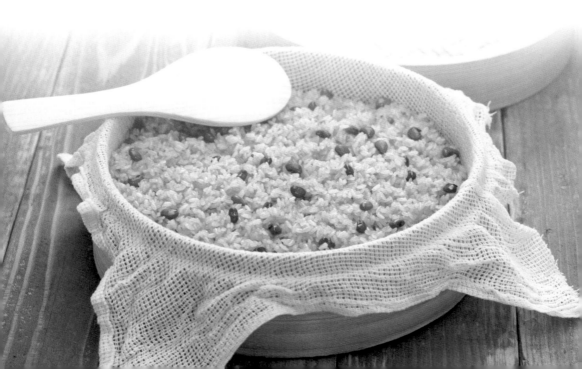

贴士

- 烹调谷类食物不宜加碱，避免破坏 B 族维生素。
- 少吃油条、油饼、炸薯条、炸馒头等油炸谷薯类食物。
- 淘米不宜用力搓揉，淘洗次数不宜过多。

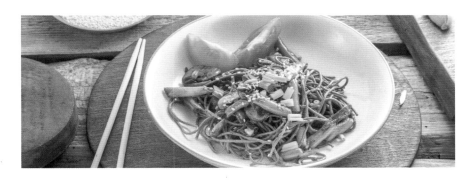

（3）肥胖，不是吃主食的错

导致肥胖的真正原因是能量过剩，即能量摄入大于能量消耗。碳水化合物、蛋白质和脂肪这三种产能营养素中，每 1g 碳水化合物或蛋白质在人体内可产生约 4kcal 的能量，而每 1g 脂肪产生的能量高达 9kcal。同等重量下脂肪提供的能量是碳水化合物的 2.2 倍，因此脂肪比碳水化合物更容易造成能量过剩。相对于碳水化合物和蛋白质，富含脂肪的食物口感好，刺激食欲，也容易让人摄入更多的能量。

食物总量摄入多可导致膳食总能量摄入过多，而减少主食量有助于减少能量的摄入，因此在这种情况下减少主食的确会对控制体重有帮助。但是真正的"罪魁祸首"是能量摄入过多！在减少主食来控制能量的同时，也减掉了膳食中谷类提供的维生素、矿物质的来源，这种营养素不均衡的膳食对健康不利，也对长期的体重控制不利。

控制体重的关键是能量平衡，以谷类为主的平衡膳食更能保证充足营养素的摄入，有助于体重的维持。

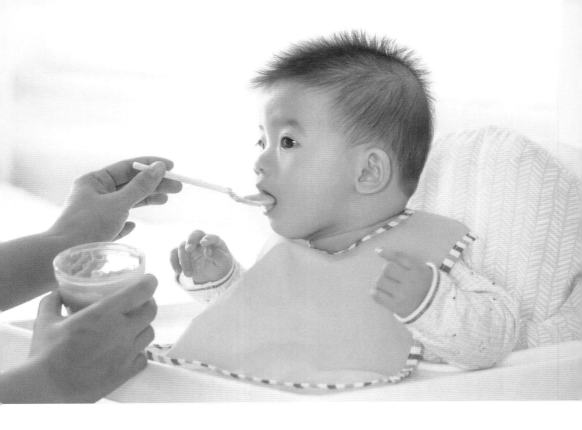

对特殊人群的建议

1. 婴幼儿

- 坚持 6 月龄内纯母乳喂养。
- 7~24 月龄婴幼儿应继续母乳喂养，满 6 月龄起必须添加辅食，从富含铁的泥糊状食物开始。
- 及时引入多样化食物，重视肉泥、肝泥等动物性食物的添加。

2. 儿童

- 鼓励学龄前儿童尝试新食物的味道、质地，提高食物接受度，强化多样化膳食模式，保持平衡膳食好习惯。

- 学龄儿童应学习食物知识，提高营养素养，坚持食物多样、合理搭配的平衡膳食。

3. 备孕和孕期妇女

- 早孕反应不明显的孕早期妇女可继续维持孕前平衡膳食，早孕反应严重影响进食者，不必强调平衡膳食和规律进餐，应保证每天摄入至少含 130g 碳水化合物的食物。
- 孕中期开始，应在一般人群平衡膳食的基础上，适量增加奶、鱼、禽、蛋和瘦肉的摄入，食用碘盐，合理补充叶酸和维生素 D。

4. 乳母

- 产褥期食物多样且不过量，坚持整个哺乳期营养均衡。

5. 老年人

- 在一般成年人平衡膳食的基础上，应为老年人提供更加丰富多样的食物，特别是易于消化吸收利用，且富含优质蛋白质的动物性食物和大豆类制品。
- 对高龄、衰弱老年人需要能量和营养密度高、品种多样的食物，采取多种措施鼓励进食，减少不必要的食物限制。

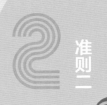

准则二

吃动平衡
健康体重

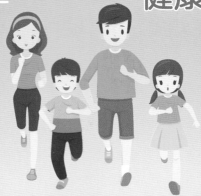

食不过量

按需进食不暴饮暴食

少吃高油高糖食物

减少在外就餐

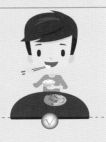

坚持日常身体活动

每天至少 **6 000** 步

每周至少进行 **5** 天中等强度身体活动，累计 **150** 分钟以上

减少久坐时间，天天活动

运动也要多样化，适当高强度有氧运动

抗阻运动

有氧运动

柔韧性运动

鼓励适当进行高强度有氧运动，加强抗阻运动

保持健康体重

$$体重指数（BMI）= 体重（kg）/ 身高（m）^2$$

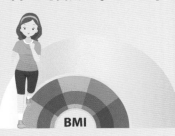

成人健康体重的体重指数（BMI）
应保持在 **18.5~23.9kg / m²**

老年人适宜的体重指数（BMI）
范围为 **20.0~26.9kg / m²**

BMI

准则二

吃动平衡，健康体重

提 要

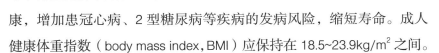

各个年龄段人群都应该每天进行身体活动，保持能量平衡和健康体重。食物摄入量和身体活动量是保持能量平衡、维持健康体重的两个关键因素。长期能量摄入量大于能量消耗量可导致体重增加，甚至造成超重或肥胖；反之，长期能量摄入不足，则导致体重过低或消瘦。体重过重不利于健康，增加患冠心病、2型糖尿病等疾病的发病风险，缩短寿命。成人健康体重指数（body mass index，BMI）应保持在 18.5~23.9kg/m² 之间。

目前，我国大多数居民身体活动不足，成年人超重和肥胖率达50.7%。充足的身体活动不仅有助于保持健康体重，减少体重增加过多的风险，还能够增强体质，降低全因死亡风险和心血管疾病、癌症等慢性病发生风险；同时也有助于调节心理平衡，缓解抑郁和焦虑，改善认知、睡眠和生活质量。

推荐成年人积极进行身体活动，每周至少进行5天中等强度身体活动，累计150分钟以上；每天至少进行主动身体活动6 000步。鼓励适当进行高强度有氧运动，加强抗阻运动，多动多获益。减少久坐时间，每小时起来动一动。多动"慧"吃，保持健康体重。

核心推荐

- 各年龄段人群都应天天进行身体活动，保持健康体重。
- 食不过量，保持能量平衡。
- 坚持日常身体活动，每周至少进行 5 天中等强度身体活动，累计 150 分钟以上；主动身体活动最好每天不少于 6 000 步。
- 鼓励适当进行高强度有氧运动，加强抗阻运动，每周 2~3 天。
- 减少久坐时间，每小时起来动一动。

解 读

1. 什么是健康体重

在一定程度上，体重变化代表机体的营养状况。体重过低一般反映能量摄入相对不足，可导致营养不良，诱发疾病发生。体重过高则反映能量摄入相对过多或者身体活动不足；超重和肥胖可显著增加 2 型糖尿病、冠心病、某些癌症等疾病的发生风险。

（1）健康体重的判断标准

体重指数（BMI）可用来判断自己的体重是否健康，它的计算方法是用体重（kg）除以身高的平方（m²），例如：某人身高 1.6m，体重 60kg，BMI 的计算如下：$60 \div (1.6 \times 1.6) = 23.4 kg/m^2$。

正常成年人 BMI 应在 18.5~$23.9 kg/m^2$（表 2-2-1）。肥胖不但影响身材，更是健康的隐患。

65 岁以上老年人的体重和 BMI 不宜过低，在 20.0~$26.9 kg/m^2$ 之间更为适宜；另外对于运动

温馨提示

任何年龄都应该把保持健康体重当作重要健康目标。

表 2-2-1　成人体重判定

分类	BMI/(kg·m⁻²)
肥胖	BMI≥28.0
超重	24.0≤BMI<28.0
体重正常	18.5≤BMI<24.0
体重过低	BMI<18.5

来源：WS/T428—2013 成人体重判定

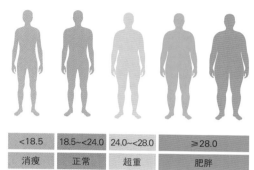

<18.5	18.5~<24.0	24.0~<28.0	≥28.0
消瘦	正常	超重	肥胖

员等体内肌肉比例高的人，上述 BMI 评价标准不适用。

（2）如何维持正常体重

保持正常体重是健康的基础，要平衡"吃"和"动"的关系，在满足营养需求的基础上适当运动，增强身体功能，保持健康的生活方式，就可以为健康助力。那么如何让体重维持在正常范围呢？

1）在家里准备一台体重秤，养成定期称重的习惯。

2）时常核查自己的体重，以了解自己的 BMI 在什么范围。

3）按照平衡膳食模式准备自己和家人的食物，做到科学饮食。

4）关注膳食能量，食不过量。

5）养成坚持运动的好习惯，循序渐进，改善健康。

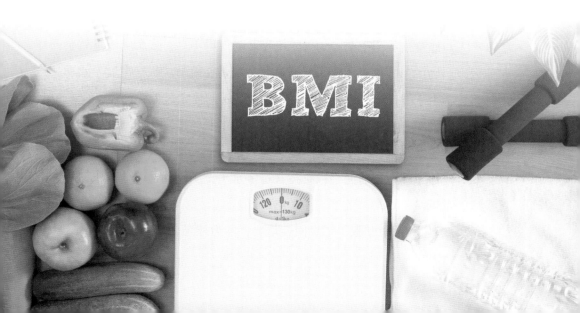

6）保持良好的作息和生活方式。

7）多和你的家人及朋友分享你的健康心得，培养良好的心态，积极投入生活和工作中。

按照你的身高和体重，看看你的 BMI 在正常范围内吗？

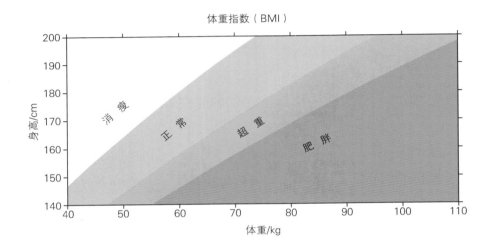

体重指数（BMI）

2. 吃动平衡，保障健康

能量是人体维持新陈代谢、生长发育、从事身体活动等生命活动必需的基础。食物中的碳水化合物、蛋白质和脂类经氧化可以产生能量。能量摄入多少与食物摄入量和种类密切相关。人体能量代谢的最佳状态是达到能量摄入与能量消耗的平衡。如果吃得过多或动得不足，多余的能量就会在体内以脂肪的形式储存下来，导致超重或肥胖；相反，若吃得过少或动得过多，会由于能量摄入不足或能量消耗过多引起体重过低或消瘦。

食物摄入量和身体活动量的相对比例变化影响体重变化。"吃动平衡"就是在健康饮食、规律运动的基础上，保证食物摄入量和身体活动量的相对平衡，使体重在一段时间之内维持在稳定水平，从而促进身体健康，降低疾病的发生风险。

"管住嘴"和"迈开腿"二者同等重要，互为补充，缺一不可。

（1）如何做到"食不过量"

食不过量是指每天摄入的各种食物所提供的能量不超过也不低于人体所需要的能量。

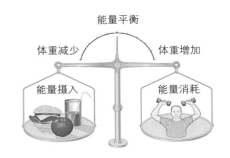

"食不过量"的小窍门

1）少吃高脂肪高糖的食物：学会看食品标签上的"营养成分表"，了解食品能量值，少选择高脂肪、高糖的高能量食品。

2）减少在外就餐：在外就餐或聚餐时，用餐时间长、菜品多，会不自觉增加食物摄入量，导致进食过量。应尽量减少在外就餐。

3）定时定量进餐：按时吃饭，细嚼慢咽，不要吃得太快，以免无意中摄入过多食物。

4）分餐制：不论在家或在外就餐，都提倡分餐制。使用公勺公筷，盛到自己的盘中，这样可以方便计量食物的份量，避免吃得太多。

5）每顿少吃一两口：体重增加或减少不会因为短时间一两口饭而有大的变化，但日积月累，从量变到质变，就可影响到体重增减。如果能坚持每顿少吃一两口，可以有效预防能量摄入过多引起的超重和肥胖。对于容易发胖的人，强调适当限制进食量，不要完全吃饱，更不能吃撑，最好在感觉还欠几口的时候就放下筷子。

贴士

胖子是一口一口"吃"出来的

研究发现，每天增加摄入 5g 烹调油，或每天多吃 2~3 个饺子（25g），累计一年可以增加体重 1kg。因此预防不健康体重要从控制日常饮食做起，从少吃"一两口"做起，每天减少一点能量摄入，长期坚持才有可能控制体重增加。

（2）"少吃不动"是不健康的生活方式

有人认为，如果自己少吃点就可以减少运动量甚至不运动，这样也可以算"吃动平衡"。这是一个错误的认识。食物是机体需要的营养物质的载体，"少吃"带来的问题是膳食营养素摄入不足，从而增加营养不良的风险；身体活动是增强体质最有效的手段，"不动"带来的后果是影响人体的生长发育，减弱机体抵抗疾病能力，并降低机体对环境的适应能力。

千万不要把"少吃不动"作为自己懒惰的借口，单单维持体重不变，而忽略健康生活方式是极不可取的。

（3）不能成为"久坐族"

除了睡觉外长时间坐着或者躺着都称为久坐，久坐仅消耗较少的能量。在学习或工作、出行或休闲时，都可能会存在久坐行为。如：躺着或坐着看电视、玩电子游戏；驾驶汽车或乘车旅行；坐着或者躺着看书、写字、用电脑工作等。

现代生活方式很容易造成久坐，因此产生了许多"久坐族"。久坐族通常会维持坐姿长达 4 小时以上，长此以往对身体健康造成极大危害。

工作时每小时都要起来动一次，每次活动至少几分钟，这些小小的改变可以大大降低慢性病风险。

温馨提示

久坐不动，能量消耗减少，会使身体的脂肪堆积，同时会增加很多种疾病的患病风险。久坐增加全因死亡风险。

贴士

体重变化是判断一段时期内能量平衡与否的最简便易行的指标。每个人可根据自身体重的变化情况适当调整食物的摄入量和身体活动量。如果发现体重持续增加和减轻，就应引起重视。

3. 体重"过重""过轻"都要防

（1）体重过重怎么办

对于肥胖的人，减肥不但是减重，更重要的是减少脂肪，运动可以帮助保持瘦体重、减少身体脂肪。禁食的方法常常以丢失水分和肌肉为代价，并不能维持长久；不吃谷类食物的低碳水饮食，应该是在营养师或医生指导下可采用的短期减肥方案，长期食用高蛋白质饮食对健康十分不利。减重计划应根据个人年龄、性别、体重、身体活动状况及身体健康状况而变化，应遵循限制能量平衡膳食，保持蛋白质、脂肪和碳水化合物的供能比例平衡，并保证基本营养需求和多营养比例平衡。

贴士

减脂减重小窍门

- 要严格控制油脂和添加糖的摄入，适量控制精白米面和肉类，保证蔬菜水果和奶类的摄入充足。
- 建议一般每天能量摄入减少 300~500kcal，每周减重 1kg 左右。
- 每天进行中等强度有氧运动 60~90 分钟，每周 5~7 天。
- 每两天进行一次抗阻力量训练，每次 10~20 分钟。

（2）体重过轻怎么办

排除疾病因素，正常人体重过轻，一般有两种情况，一种是身体脂肪含量和瘦体重都偏轻，另一种情况是脂肪含量正常，但是瘦体重偏低，这种情况在女性尤为突出。如果平时没有锻炼习惯的人，建议首先逐步运动起来，然后特别注意加强力量练习，以全身大肌肉群的练习为主。同时注意蛋白质摄入，以促进肌肉增长。

1）每天快走或慢跑至少 30 分钟，每周至少 5 天。

2）保证蛋白质的充足，吃足够的瘦肉或鱼、禽肉。

3）保证膳食能量和营养的充足和平衡。

4. 肥胖也是病

根据世界卫生组织的定义，健康不仅仅指不生病，而应当是身体、心理、社会适应和道德品质的全面良好状态。因此不良生活方式引起的体重过高和肥胖都是不健康的表现。

肥胖本身就是一种慢性病，而且还是多种常见慢性病的危险因素，如心脑血管疾病、肿瘤和糖尿病，肥胖者慢性病的发病危险大大增加。除此之外，由于肥胖患者体重过重、脂肪堆积较多，更容易受到骨关节疾病、脂肪肝、胆石症、痛风、阻塞性睡眠呼吸暂停综合征、内分泌紊乱等多种疾病的困扰。

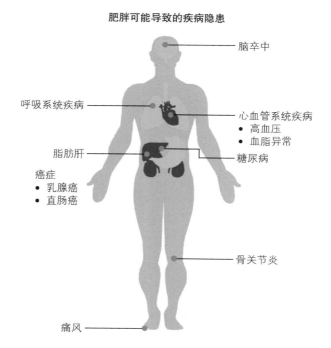

肥胖可能导致的疾病隐患

脑卒中

呼吸系统疾病

心血管系统疾病
- 高血压
- 血脂异常

脂肪肝

糖尿病

癌症
- 乳腺癌
- 直肠癌

骨关节炎

痛风

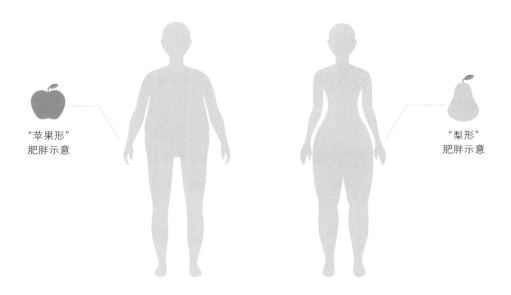

"苹果形"
肥胖示意

"梨形"
肥胖示意

"苹果形"和"梨形"肥胖

根据脂肪在身体不同部位的分布情况，肥胖可以分为"苹果形"和"梨形"两种。"苹果形"肥胖者的脂肪主要沉积在腹部的皮下以及腹腔内，细胳膊细腿大肚子，又称腹部型肥胖、向心型肥胖。"梨形"肥胖者的脂肪主要沉积在臀部以及大腿部，上半身不胖而下半身胖。

由于"苹果形"肥胖者的脂肪包围在心脏、肝脏、胰腺等重要器官周围，所以患冠心病、脂肪肝和糖尿病的危险性要比"梨形"肥胖者大得多。但"梨形"肥胖与非肥胖者相比，仍然存在着相当严重的危害。

所以，无论是"苹果形"，还是"梨形"，都不如不胖好。

5. 身体活动要坚持

身体活动包括职业性身体活动、交通往来活动、家务活动和休闲时间进行的身体活动。

（1）把身体活动融入日常工作和生活

充分利用外出、工作间隙、家务劳动和闲暇时间，尽可能地增加"动"的机会。

1）上下班时间

尽可能减少开车出行，如每周主动少驾车，骑自行车上班或走路上班；如坐公交车，提前一站下车，步行上班或回家。可以不乘电梯的时候就不乘电梯，多走楼梯。

2）工作时间

办公室工作过程中，能站不坐，多活动。如站着打电话、站着办公等。坐着办公的时候，每小时起来活动一下，做做伸展运动或健身操。

3）休闲时间

在家里尽量减少电视、手机和其他电子产品的视屏时间。休闲时间多进行散步、骑车、跑步、打球、踢毽子、跳绳等活动。

（2）6 000 步目标如何达到

成年人主动身体活动量最好每天要达到 6 000 步。每天快步行走 6 000 步，相当于太极拳 60 分钟；快走或骑自行车、打乒乓球、跳舞 40 分钟；打网球、篮球、羽毛球 30 分钟；慢跑、游泳 25 分钟。不同身体活动可以累计，如中速走 20 分钟、骑自行车 15 分钟、打网球 5 分钟、跳绳 3 分钟。

将运动列入每天时间表中，培养运动意识和习惯，有计划安排运动，循序渐进，逐渐增加运动量，达到每天建议量并保持，寻找和培养自己有兴趣的运动方式，并多样结合，持之以恒，把天天运动变为一种习惯。

1）平常身体活动很少的人，可以先每天活动 15~20 分钟。选择感觉轻松或有点用力的强度的活动，以及习惯或方便的活动，如步行、骑自行车等。给自己足够的时间适应活动量的变化，再逐渐增加活动强度和时间。

2）一段时间后，如感觉日常习惯的身体活动更加轻松时，表明体质增强，可增加运动强度。这时可以有一个更高的目标，选择一个更长的时间和高的强度。

3）如果某一天感觉到日常习惯的身体活动更吃力时，可能是身体的一时不适，也可能预示身体内某种潜在疾病，请勿勉强坚持，可以减慢速度或停止运动。如果这种不适感觉持续，甚至有加重的趋势，应及时就医。

6. 运动也要多样化

不同的运动形式，锻炼效果也不尽相同。运动和食物选择一样，也要多样化。总体原则是：先有氧，后力量（抗阻运动），重视柔韧性运动。

（1）有氧运动，如快走、慢跑，可以提高人体心肺耐力，也可以有效减少机体脂肪堆积。刚开始运动可以设置一个较低水平的目标，如每天进行 15~20 分钟的活动，循序渐进，再设置更高的运动目标。

（2）抗阻运动，如举哑铃、水瓶，或用弹力带和健身器械等，也可以是肢体和躯干自身的力量运动（如俯卧撑、引体向上等），坚持每周 2~3 天抗阻运动，隔天进行。抗阻运动可以延缓运动能力下降，增加瘦体重，强壮骨骼、关节和肌肉，预防心血管疾病。

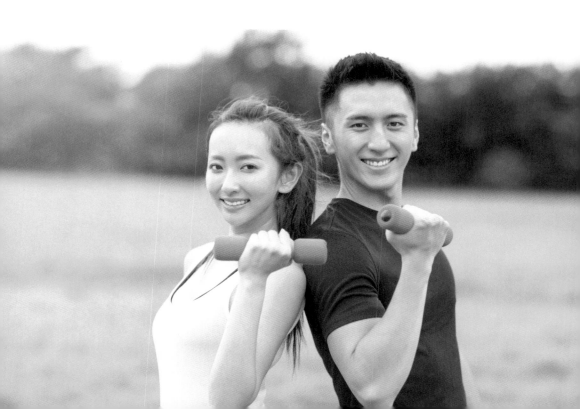

（3）柔韧性运动，如太极拳、瑜伽、舞蹈等轻柔、伸展的运动形式，可增加关节活动度，预防肌肉损伤，消除肌肉疲劳，提高运动效率。柔韧性运动最好每天进行，特别是进行大强度有氧运动和抗阻运动前后。

贴士

快步走，老少皆宜

- 快步走是一种优良的身体活动。
- 快步走是指中等强度的步伐速度，您应感觉到呼吸和心跳速度明显加快，如同匆匆忙忙赶公交车一样。
- 30~60 岁健康成年人：女性速度一般是 4.5~6.5km/h，男性速度一般是 6.0~7.0km/h。
- 60 岁及以上老年人：女性速度一般是 2.5~4.5km/h，男性速度一般是 3.5~6.0km/h。

　　穿上舒服的服装和一双适合步行的鞋子，带上一瓶白水，无需其他特殊装备，就可以开始快步走了！

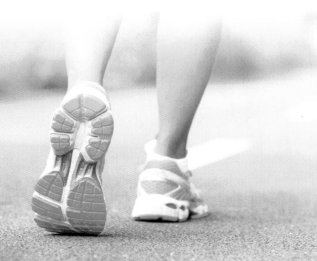

不同形式运动，强度不同，消耗能量也不同。如何能够简单地判断自己的运动是否可消耗掉吃进的能量呢，下面把一个实用的表格推荐给你：

运动项目	消耗的能量 （60kg 的人运动 30 分钟计算）
打排球	105kcal
散步（每小时 5km）	105kcal
骑自行车	120kcal
打羽毛球	135kcal
做健身操	150kcal
打篮球	180kcal
跑步（每小时 8km）	240kcal
游泳	240kcal

可供选择的每周运动方案：

	周一	周二	周三	周四	周五	周六	周日
方案一	快步走	快步走	快步走	快步走	快步走	打羽毛球	
	30 分钟	30 分钟	30 分钟	30 分钟	30 分钟	40 分钟	
方案二	快步走	跳广场舞	抗阻运动（上下肢各 3 个部位 3 组，每个部位每组重复 8~12 次）	快步走	跳广场舞	抗阻运动（上下肢各 3 个部位 3 组，每个部位每组重复 8~12 次）	打乒乓球
	40 分钟	30~40 分钟	20~25 分钟	40 分钟	30~40 分钟	20~25 分钟	60 分钟

续表

	周一	周二	周三	周四	周五	周六	周日
方案三	慢跑	抗阻运动（上下肢各4个部位3组，每个部位每组重复8~12次）	慢跑	慢跑	抗阻运动（上下肢各4个部位3组，每个部位每组重复8~12次）	游泳	
	30分钟	20~25分钟	≥40分钟	30分钟	20~25分钟	50分钟	
方案四	骑自行车	抗阻运动（上下肢各4个部位，核心肌群1个动作,3组，每个部位每组重复8~12次	骑自行车		骑自行车	抗阻运动（上下肢各4个部位，核心肌群1个动作,3组，每个部位每组重复8~12次	
	40分钟	30分钟	40分钟		40分钟	30分钟	
方案五	快步走	打网球	慢跑	打羽毛球	打乒乓球	抗阻运动,上下肢各4个部位，核心肌群1个动作,3组，每个部位8~12次/组	爬山
	30分钟	30分钟	20分钟	30分钟	30分钟	30分钟	50分钟

7. 快乐运动，避免损伤

不同的人，适宜的运动形式也不尽相同。每个人都可以从自己的兴趣出发，寻找适合自己的运动，并长期坚持。为了避免运动中可能发生的风险，应该学会科学运动。

（1）每次运动前应先做些准备活动，运动开始应逐渐增加力度。

（2）根据天气和身体情况调整当天运动量。

（3）运动后不要立即停止活动，应逐渐放松。

（4）日照强烈出汗多时适当补充水和盐。

（5）步行、跑步应选择平整安全的道路，穿合适鞋袜。

（6）力量锻炼避免阻力负荷过重，应隔天进行。

（7）运动中出现持续加重的不适感觉，应停止运动，及时就医。

（8）老年人应该寻找适合自己的活动方式，通过有针对性的身体锻炼，注意安全，也可以有效地降低跌倒风险。例如动态及静态的平衡练习、核心力量练习、下肢力量练习、柔韧性练习、协调练习等。太极拳锻炼被证明是一种有效的、显著降低跌倒风险的运动。

贴士

● 规律运动：寻找适合自己的方法。

● 动则有益：身体活动消耗能量，是维持体重的重要方式，不论是工作、交通出行或健身锻炼中的各种活动，还是爬几层楼梯、走十分钟路，累积起来就对健康有益。

● 贵在坚持：保持健康体重是一个长期的过程，运动锻炼也要保持一定的频率才能增强体质、增进健康；养成多活动、勤锻炼的习惯，才能收到健康益处。

● 多动更好：适度多活动使你的健康得到更多保护，多种慢性病患病风险会进一步降低。

● 适度量力：个人体质不同，同样的活动速度或强度有人吃力、有人嫌慢；找到自己的活动强度和活动量，锻炼会更安全有效。

对特殊人群的建议

1. 婴幼儿

● 定期监测体格指标，保持健康生长。

● 鼓励婴幼儿爬行、自由活动。

2. 儿童

● 鼓励学龄前儿童经常参加户外活动，每天至少 120 分钟。同时减少久坐行为和视屏时间，每次久坐时间不超过 1 小时，每天累计视屏时间不超过 1 小时，且越少越好。

● 学龄儿童应每天累计进行至少 60 分钟的中高强度身体活动，以全身有氧活动为主，其中每周至少 3 天的高强度身体活动。身体活动要多样，其中包括每周 3 天增强肌肉力量和 / 或骨健康的运动，至少掌握一项运动技能。多在户外活动，每天的视屏时间应限制在 2 小时内，保证充足睡眠。

3. 备孕和孕期妇女

● 定期测量体重，合理安排膳食和身体活动，有助于维持孕前体重正常和孕期体重适宜增长，获得良好妊娠结局。

● 健康孕妇每天应进行不少于 30 分钟中等强度身体活动，保持健康生活方式。

4. 乳母

- 坚持哺乳、适量的身体活动，有利于身体复原和体重恢复正常。

5. 老年人

- 积极户外活动，延缓肌肉衰减，保持适宜体重。
- 老年人适宜的 BMI 范围为 $20.0\sim26.9\mathrm{kg/m}^2$，有利于抵抗疾病来袭。
- 高龄、衰弱老年人应关注体重丢失，定期营养筛查评估。
- 高龄、衰弱老年人需要坚持身体和益智活动，动则有益，维护身心健康，延缓身体功能的衰退。

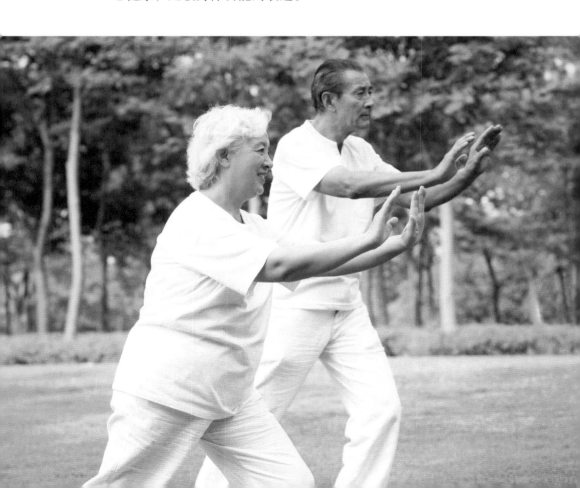

3 准则三

多吃蔬果、奶类、全谷、大豆

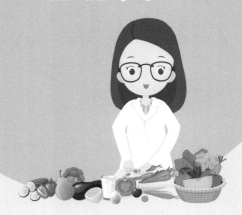

餐餐有蔬菜

每天
新鲜蔬菜 ≥ **300g**

深色蔬菜应 **占一半**

品种多样，清淡烹饪

天天吃水果

每天
新鲜水果 **200~350g**

果汁不能代替鲜果

每天
300ml 以上液态奶

300ml 奶相当于酸奶 300g，或奶粉 40g，或奶酪 30g

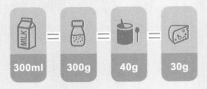

吃各种各样的奶制品

常吃 **全谷物**
大豆及制品
适量吃 **坚果**

常吃　　常吃　　适量吃

准则三

多吃蔬果、奶类、全谷、大豆

提 要

蔬菜水果、全谷物、奶类、大豆及豆制品是平衡膳食的重要组成部分，坚果是平衡膳食的有益补充。蔬菜与水果是维生素、矿物质、膳食纤维和植物化学物的重要来源，对提高膳食微量营养素和植物化学物的摄入量起到关键作用。循证研究表明，保证每天丰富的蔬菜水果摄入，可维持机体健康、改善肥胖，有效降低心血管疾病和肺癌的发病风险，对预防食管癌、胃癌、结肠癌等主要消化道癌症具有保护作用。全谷物食物是膳食纤维和 B 族维生素的重要食物来源，适量摄入可降低 2 型糖尿病的发病风险，也可保证肠道健康。奶类富含钙，也是优质蛋白质和 B 族维生素的良好来源。大豆和坚果富含优质蛋白质和必需脂肪酸。多吃奶类、全谷物和大豆有利于健康。

建议增加蔬菜水果、全谷物、奶和大豆及其制品的摄入。推荐每天摄入蔬菜不少于 300g，其中新鲜深色蔬菜应占 1/2；水果 200~350g；全谷物及杂豆 50~150g；饮奶 300ml 以上或相当量的奶制品；平均每天摄入大豆和坚果 25~35g。坚持餐餐有蔬菜，天天有水果，把全谷物、牛奶和大豆作为膳食重要组成部分。

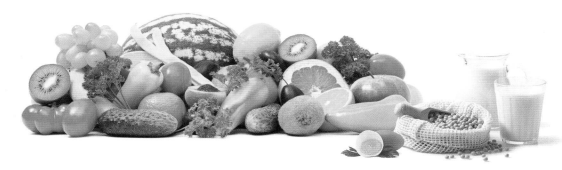

核心推荐

- 蔬菜水果、全谷物和奶制品是平衡膳食的重要组成部分。
- 餐餐有蔬菜，保证每天摄入不少于 300g 的新鲜蔬菜，深色蔬菜应占 1/2。
- 天天吃水果，保证每天摄入 200~350g 的新鲜水果，果汁不能代替鲜果。
- 吃各种各样的奶制品，摄入量相当于每天 300ml 以上液态奶。
- 经常吃全谷物、大豆制品，适量吃坚果。

解 读

1. 餐餐有蔬菜，深色要过半

（1）新鲜蔬菜营养好

新鲜蔬菜是营养宝库，富含维生素、矿物质、膳食纤维（纤维素、半纤维素、果胶等）和植物化学物;蔬菜是 β- 胡萝卜素、维生素 C、叶酸、钙、镁及钾的良好来源。新鲜蔬菜一般含水量为 65%~95%，能量低，一般都低于 30kcal/100g。

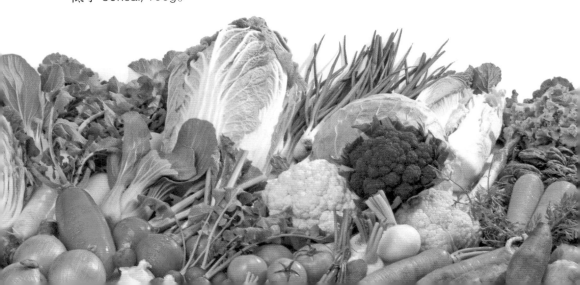

研究表明，增加蔬菜摄入可降低心血管疾病的发病风险。我国上海13.48万中老年居民的研究发现，当男性蔬菜摄入量从144g/d增加到583g/d，女性从124g/d增加到506g/d时，心血管疾病死亡风险分别降低36%和16%。在不同种类蔬菜中，深色叶菜、十字花科蔬菜作用最为显著。

（2）蔬菜种类多，营养特点各不同

蔬菜种类很多，每类蔬菜各有其营养特点。嫩茎、叶、花菜类蔬菜（如油菜、菠菜、西蓝花）富含β-胡萝卜素、维生素C及矿物质。一般深色蔬菜中β-胡萝卜素和维生素C含量均较高，而且含有更多植物化学物。受光合作用影响，叶类蔬菜中维生素含量一般高于根菜类和瓜菜类。十字花科蔬菜（如甘蓝、菜花及卷心菜等）富含植物化学物如异硫氰酸盐，菌藻类（如口蘑、香菇、木耳及紫菜等）含有蛋白质、多糖、β-胡萝卜素、铁、锌和硒等营养物质，藻类（如紫菜、海带）中还富含碘。

（3）深色蔬菜占一半

根据颜色深浅，蔬菜可分为深色蔬菜和浅色蔬菜。深色蔬菜指深绿色、红色、橘红色和紫红色蔬菜，具有营养优势，尤其是富含β-胡萝卜素，是我国居民膳食维生素A主要来源，此外，深色蔬菜中还含有其他多种色

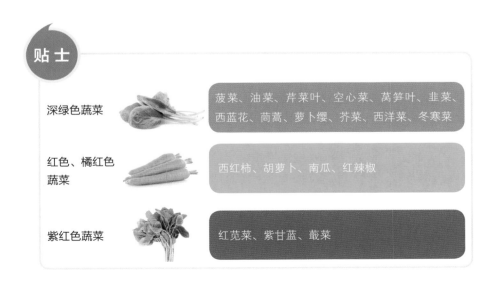

贴士		
深绿色蔬菜		菠菜、油菜、芹菜叶、空心菜、莴笋叶、韭菜、西蓝花、茼蒿、萝卜缨、芥菜、西洋菜、冬寒菜
红色、橘红色蔬菜		西红柿、胡萝卜、南瓜、红辣椒
紫红色蔬菜		红苋菜、紫甘蓝、蕺菜

素物质，如叶绿素、叶黄素、番茄红素和花青素等，以及芳香物质，它们赋予蔬菜特殊的丰富色彩、风味和香气，有促进食欲作用，并呈现一些特殊的生理活性。所以建议尽可能多摄入深色蔬菜，应占到蔬菜总摄入量的一半以上。

（4）这样食用蔬菜最健康

日常膳食要讲究荤素搭配，保障餐餐有蔬菜。建议成年人保证每天摄入不少于 300g 蔬菜，其中深色蔬菜占一半以上。对于三口之家来说，一般计划全家每天需要购买 1~1.5kg 新鲜蔬菜，并分配在一日三餐中。中晚餐时每餐至少可以有 2 种蔬菜。在单位食堂就餐时，蔬菜选择也应占全部食物的一半。

1）选择多种蔬菜

蔬菜品种很多，不同蔬菜营养特点各有千秋，只有选择不同品种蔬菜合理搭配才有利于健康。建议挑选和购买蔬菜时，品种要多变换，每天至少达到 2 种。

2）选择新鲜和应季的蔬菜

蔬菜放置时间过长，不但水分丢失，口感也不好。蔬菜尤其炒菜类储存时间过长时，亚硝酸盐含量增加，对人体健康不利。蔬菜最好当天购买当天吃，不要过长时间储存。

3）腌菜和酱菜不能替代新鲜蔬菜

腌菜和酱菜是传统储存蔬菜的方式，也是风味食物。但是在制作过程中，因使用大量食盐，可导致蔬菜中维生素损失。从营养角度来说，它们已经不属于蔬菜类别。因此腌菜和酱菜不能替代新鲜蔬菜。少吃腌菜和酱菜，也有利于减少食盐摄入。

4）食用这些蔬菜时，要减少主食量

土豆、芋头、山药、南瓜、百合、藕、菱角、荸荠等蔬菜中碳水化合物含量很高，相比其他蔬菜提供能量较高。在食用这类蔬菜时，要特别注意相应减少主食量。

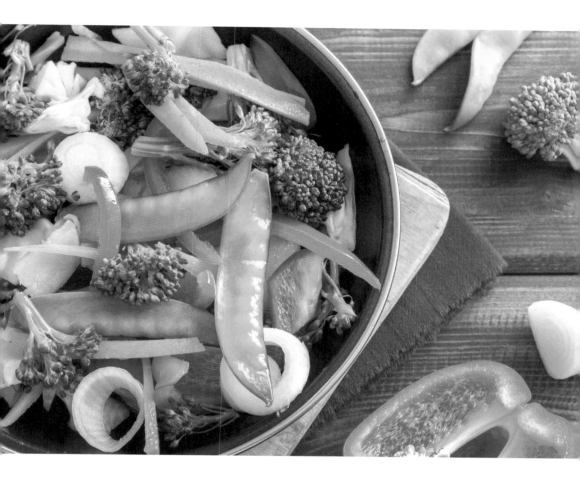

2. 巧烹饪，留住蔬菜营养

蔬菜中营养素含量除了受品种、产地、季节、食用部位等因素影响外，还可受烹调加工方法影响。加热烹调除改变食物口感和性状外，也会造成维生素破坏，在一定程度上可降低蔬菜营养价值。要根据蔬菜特性来选择适宜的加工处理和烹调方法，尽可能地保留蔬菜中的营养物质。

（1）蔬菜生吃

黄瓜、西红柿等适合生吃的蔬菜，可以作为饭前饭后"零食"和"茶点"，既保持了蔬菜原汁原味，还能带来健康益处。油菜、芹菜等也可尝试新吃法。

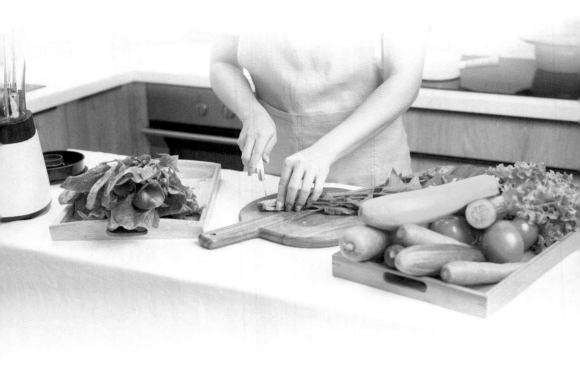

（2）合理烹调

1）先洗后切：尽量用流水冲洗蔬菜，不要在水中长时间浸泡。切后再洗可使蔬菜中的水溶性维生素和矿物质从切口处流失过多。洗净后尽快加工处理和食用，才能最大程度保留营养素。

2）开汤下菜：水溶性维生素（B族维生素和维生素C）对热敏感，任何加热过程都可导致损失。因此需掌握适宜温度，水开后蔬菜再下锅更"保持营养"。水煮根类蔬菜，可以软化膳食纤维，改善口感，对老年人尤其有益。

3）急火快炒：急火快炒可以缩短蔬菜加热时间，减少营养素损失。但是有些豆类蔬菜，如四季豆就需要充分加热，才能使其中所含天然毒素失活。

4）炒好即食：已经烹调好的蔬菜应尽快食用，连汤带菜吃；现做现吃，避免反复加热，这不仅是因为维生素可随储存时间延长而损失，还可能因细菌作用增加亚硝酸盐含量。

3. 天天吃水果，蔬果互换不可取

（1）水果的营养价值

水果可口，给人带来愉悦。多数新鲜水果水分含量 85%~90%，富含维生素 C、钾、镁和膳食纤维（纤维素、半纤维素和果胶）。夏天和秋天是水果最丰盛的季节，不同水果甜度和营养素含量有所不同。多种多样、当季时令水果，是挑选和购买水果的基本原则。

水果中通常含有较多糖，包括果糖、葡萄糖和蔗糖。这些水果能量较高，需要控制膳食能量摄入的人最好选择含糖量较低的水果。

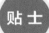

贴 士

水果营养素含量排行榜

类胡萝卜素含量较高的水果		红色和黄色水果，如早橘、沙棘、刺梨、芒果、柑橘、木瓜等
维生素 C 含量较高的水果		枣类、柑橘类和浆果类，如刺梨、鲜枣、酸枣、沙棘、草莓、橘、柑、橙、猕猴桃等
钾含量较高的水果		鳄梨、枣、红果、椰子肉、香蕉、樱桃等
含糖量高的水果		枣、椰子肉、香蕉、红果、雪梨、桂圆、荔枝等鲜果
含糖量低的水果		草莓、柠檬、杨梅、桃等

（2）水果这样吃

一个三口之家，一周应该采购 4~5kg 的水果。选择新鲜应季水果，变换购买种类，在家中或工作单位把水果放在容易看到和方便拿到的地方，这样随时可以吃到。有孩子的家庭，要注意培养孩子吃水果的习惯，家长可以将水果放在餐桌上，以身作则，让水果成为饭前饭后的必需食物；注意培养儿童对水果的兴趣，通过讲述植物或水果故事，或者摆盘成不同造型等来吸引孩子，从而增加水果摄入量。

（3）加工水果制品不能替代鲜果

新鲜水果一般难以长期保存，人们携带和摄入比较麻烦，因此人们发明了各种水果加工制品，以延长保质期和方便食用。常见的水果制品有果汁、水果罐头、果脯及干果等。果汁是由水果经压榨去掉残渣而制成，但这些加工过程可使水果中营养成分如维生素 C、矿物质及膳食纤维等有一定量的损失。果脯是将新鲜水果糖渍而成，维生素损失较多，含糖量较高。干果是将新鲜水果脱水而成，维生素有较多损失。水果制品失去了新鲜水果的感官、自然香味等天然特征，维生素等营养素流失较多，所以不能代替新鲜水果。用水果汁代替水果对儿童健康也不利，易使儿童牙齿缺乏锻炼，口腔肌肉力量变弱。儿童应从小养成爱吃水果的习惯。

温馨提示

不同品种蔬果的营养价值相差很大，只有选择多种多样的蔬菜水果，相互搭配，才能最大限度获得健康益处。

以蔬菜菜肴为中心，经常尝试新的食谱和搭配，让五颜六色的蔬菜和水果装点餐桌，愉悦心情。

（4）蔬果巧搭配，互换不可取

尽管蔬菜和水果在营养成分和健康效应方面有很多相似之处，但它们是不同食物种类，其营养价值各有特点。蔬菜品种远多于水果，而且蔬菜

（深色蔬菜）中维生素、矿物质、膳食纤维和植物化学物的含量高于水果，故水果不能代替蔬菜。在膳食中，水果可补充蔬菜摄入不足。水果中碳水化合物、有机酸、芳香物质比新鲜蔬菜多，且水果食用前不用加热，风味和营养成分保持原始状态，有一定的优势。

4. 每天要喝奶

（1）奶类及其制品的营养价值

奶类是一种营养成分丰富且组成比例适宜、易消化吸收的高营养价值食品，市场上常见的奶类及其制品主要有液态奶、酸奶、奶酪及奶粉等。奶类是优质蛋白质、维生素 B_2 和钙的良好来源。牛奶中蛋白质含量平均为 3%，其必需氨基酸比例符合人体需要，属于优质蛋白质。脂肪含量为 3%~4%，以微脂肪球形式存在。奶中乳糖能促进钙、铁、锌等矿物质吸收。经过发酵的酸奶含有丰富的益生菌，其中乳糖、蛋白质和脂肪都有部分分解，更容易被人体吸收，是膳食中钙和蛋白质的良好来源，对人体健康益处良多。

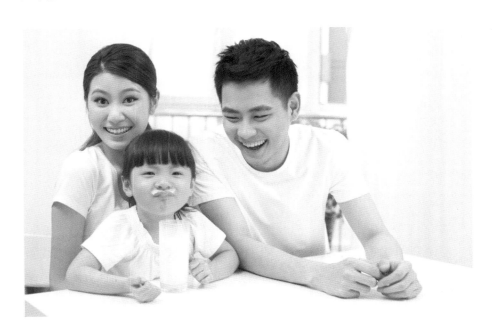

牛奶中富含钙，是膳食中最容易被吸收的钙来源。我国居民膳食钙摄入一直处于较低水平，为了改善我国居民钙营养状况，建议奶类摄入量每天不少于 300ml。从营养健康角度讲，不论年龄、性别和城乡，所有人都应该坚持每天食用奶及奶制品。大力提倡增加奶和奶制品的摄入量是改善我国居民膳食结构和健康状况最方便、经济且有效途径之一。

（2）合理饮奶

目前世界各国膳食指南都建议每日摄入奶类食品（表 2-3-1）。我国奶类食品消费还处于较低水平，如果能按照膳食指南推荐，每人每日奶类摄入达到 300ml，将大大改善我国居民尤其是儿童的营养和健康状况，也不增加成人慢性病发病风险。

表 2-3-1　世界各国成年人奶制品的建议摄入量

国家	每日建议量	国家	每日建议量
美国	3 杯(720ml)	土耳其	3 杯(600ml)
加拿大	2~3 份(500~750ml)	南非	1 杯(250ml)
法国	3 份(450ml)	印度	3 份(300ml)
瑞士	3 份(600ml)	智利	3 杯(600ml)
澳大利亚	3 份(750ml)	日本	2~3 份(200~300ml)
英国	建议每天要吃奶制品	韩国	1 杯(200ml)
芬兰	500ml(优选低脂)	中国	1.5 份(300ml)

注:括号内为计算值

（3）如何做到每天 300ml 奶

每天一杯奶，或相当于 300ml 液态奶的奶制品（表 2-3-2）。

1）在家吃饭，早餐饮用一杯牛奶（200~250ml），午餐加一杯酸奶（100~125ml）。对儿童来说，早餐可以吃奶酪 2~3 片，课间休息时喝一瓶牛奶或酸奶。

2）职工食堂、学生食堂应考虑每天午餐供应酸奶、液态奶等，并鼓励大家选择奶类。

3）交通不发达地区，奶粉也是很好选择；在草原、山区等地，奶酪、奶皮也是优质的浓缩奶制品，奶茶应注意不要放太多盐或太多糖。

表 2-3-2　奶制品互换表

食物名称	重量 /g*	食物名称	重量 /g*
鲜牛奶	100	奶粉	12.5
酸奶	100	奶酪	10

* 乳制品按照与鲜奶的蛋白质比折算。

贴士

超重或肥胖者应选择饮用脱脂奶或低脂奶。

乳饮料不是奶制品，购买时应仔细阅读食品标签。

（4）乳糖不耐受者也能饮奶

有些人由于体内缺少分解乳糖的酶，喝牛奶后可出现腹胀、腹泻或腹痛等不适症状，称为乳糖不耐受。乳糖存在于几乎所有动物奶中，但通过适当加工后，奶制品中乳糖含量可以大幅减少或几乎没有。下面方法可以帮助乳糖不耐受者减轻症状：

1）选择酸奶、奶酪等发酵奶制品。

2）选择低乳糖奶，可通过查看食品标签了解乳糖含量高低，选择标示低乳糖或无乳糖的奶制品。

3）每次少量饮奶，分多次达到每日推荐量。

4）不空腹饮奶，与其他谷类食物同时食用。

温馨提示

对牛奶蛋白过敏的人，应避免食用奶制品。

5. 常吃豆制品

（1）大豆及其制品的营养价值

大豆包括黄豆、黑豆和青豆。大豆含有丰富的优质蛋白质（35%~40%），富含谷类蛋白质缺乏的赖氨酸，是与谷类食物蛋白质互补的理想食品。大豆中脂肪含量为 15%~20%，其中不饱和脂肪酸占 85%，亚油酸高达 50%，还含有较多对心血管健康有益的磷脂。大豆还富含钾、钙和维生素 E 等。另外，大豆还含有多种有益于健康的成分，如大豆异黄酮、植物甾醇及大豆低聚糖等。这些成分对预防心血管疾病、骨质疏松症，改善女性绝经期症状都有积极作用。

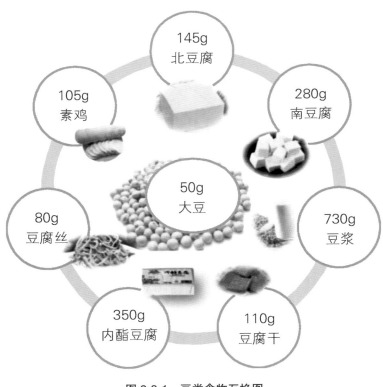

图 2-3-1　豆类食物互换图
（按蛋白质含量）

（2）常见的大豆制品

大豆制品通常以其制作方法被分为两类：

1）非发酵豆制品：豆浆、豆腐、豆腐干、豆腐丝、豆腐脑、豆腐皮和香干。

2）发酵豆制品：豆豉、豆瓣酱及腐乳。

豆制品是很好的肉类替代品，是素食人群最主要的优质蛋白质来源。

通常发酵豆制品在制作过程中加入大量食盐，应控制摄入量。每周可用豆腐、豆腐干、豆腐丝等制品交替食用，如早餐安排豆腐脑和豆浆，或者午餐、晚餐可以食用豆腐、豆腐丝（干）等做菜，既可变换口味，又能满足营养需求。

自制豆芽、豆浆也是不错的方法。家庭泡发大豆和豆芽既可做菜也可与饭一起烹饪。

贴士

● 生豆浆必须煮熟之后才能饮用。

● 豆芽中除含有原有的营养素外，还含有较多维生素 C；因此，当新鲜蔬菜缺乏时，豆芽是维生素 C 的良好来源。

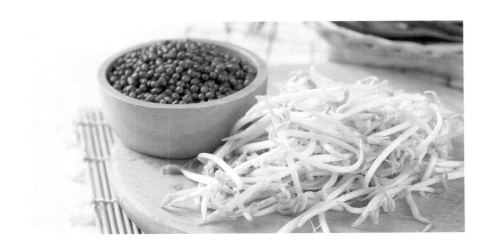

6. 坚果要吃，不过量

（1）坚果是高能量的食物

坚果是人们休闲、待客、馈赠亲友时的常见食品，是我国传统膳食组成部分。按照植物学来源，坚果可以分为木本坚果和草本坚果，其中木本坚果包括核桃、腰果、开心果、扁桃仁、杏仁、松子、榛子及银杏等，草本坚果包括花生、葵花子、南瓜子及西瓜子等。从营养特点上区分的话，这些坚果可以分成富含淀粉类和富含油脂类。其中栗子、莲子中淀粉含量较高，其他基本上都富含油脂。坚果属于高能量食物，含有多种不饱和脂肪酸、矿物质、维生素 E 和 B 族维生素，适量摄入有益健康。坚果好吃，所以我们会很容易在不知不觉中吃掉很多，这样会增加总能量摄入，导致能量过剩。

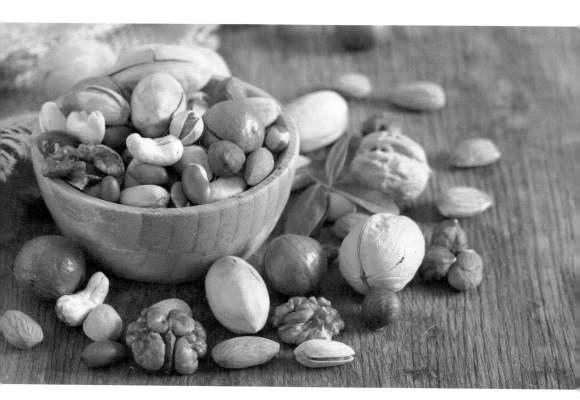

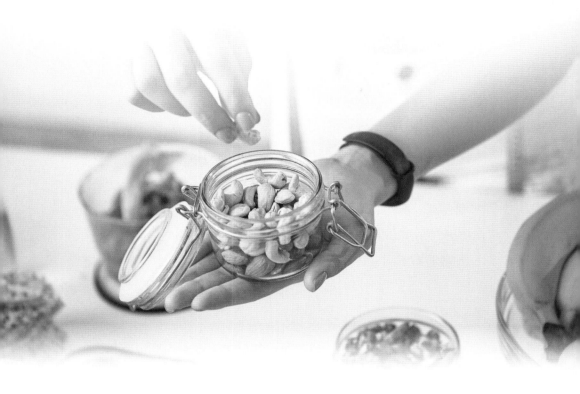

（2）坚果吃法有讲究

每人每周吃 50~70g（只计算果仁部分）坚果，有助于心脏健康。

坚果可以作为零食食用。在两餐之间补充坚果类食品，既可丰富食物种类，又可补充营养。坚果可以烹饪入菜，作为烹饪的辅料，加入到正餐中，如西芹腰果、腰果虾仁等。坚果还可以和大豆、杂粮等做成五谷杂粮粥，和谷类食物一起搭配食用。

温馨提示

坚果最好选择原味，因为加工过程通常会带入较多的盐、糖或油脂，选购时应注意阅读食品标签和营养成分表，尽量少吃加工过的坚果。

对特殊人群的建议

1. 婴幼儿

- 应坚持纯母乳喂养至婴儿满 6 月龄。
- 婴儿满 6 月龄后继续母乳喂养到两岁或以上。
- 7~12 月龄婴儿需每天保持 600ml 以上的奶量，13~24 月龄幼儿的奶量应维持在 500ml 左右。
- 鲜牛奶、酸奶、奶酪等可作为 1 岁以上幼儿辅食的良好选择。
- 6 月龄后婴儿应特别注意引入不同种类的蔬果泥或蔬菜、水果，增加婴儿对不同食物口味和质地的体会。

2. 儿童

- 应鼓励儿童每天饮奶，建议每天饮奶量为 300~500ml 或相当量的奶制品。
- 学龄前儿童零食优选奶制品、水果、蔬菜和坚果。
- 学龄儿童应每天至少摄入 300ml 液态奶或相当量的奶制品。
- 少吃高盐高糖加工零食，例如：果脯、水果罐头、含糖饮料、冰激凌及含盐坚果等。

3. 备孕和孕期妇女

- 应从计划怀孕前 3 个月开始每天补充叶酸 400μg,并注意摄入豆类、绿叶蔬菜、水果及坚果类等富含叶酸的食物。
- 摄入含维生素 C 较多的蔬菜和水果，有助于提高膳食铁的吸收与利用率。
- 孕中、晚期每天饮奶量应增至 500ml。

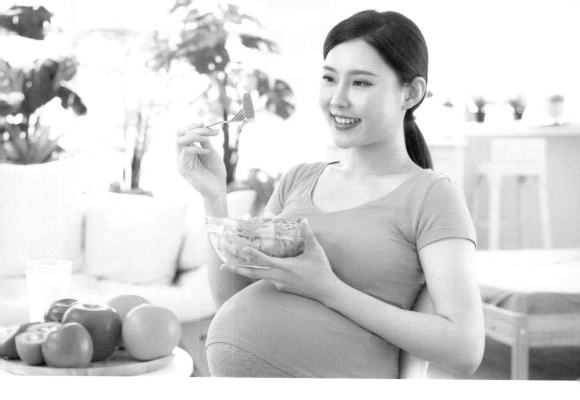

4. 乳母

- 应纠正产褥期"不吃或少吃蔬菜、水果"等饮食误区。
- 绿叶蔬菜和红黄色等有色蔬菜占蔬菜摄入量 2/3 以上。
- 保证奶及奶制品摄入量（相当于牛奶 300~500ml）。

5. 老年人

- 努力做到餐餐有蔬菜，尽可能选择不同种类的水果。
- 尝试选择适合自己身体状况的奶制品，如鲜奶、酸奶、老年人奶粉等，并坚持长期食用。推荐的食用量是每日 300~400ml 牛奶或蛋白质含量相当的奶制品。
- 高龄老年人建议每天饮用 300~500ml 液态奶，也可以选用酸奶、奶粉或其他奶制品。

适量吃鱼、禽、蛋、瘦肉

准则四

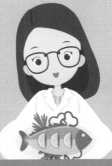
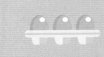

鱼、禽、蛋和瘦肉摄入要适量。平均每天 120～200g。

优先选择**鱼**

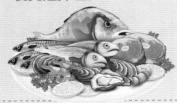

每周最好吃鱼 **2** 次或 **300～350g**

每周吃**蛋类**

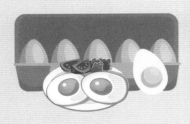

每周吃**蛋类 300～350g**

吃全蛋**不弃蛋黄**

每周吃**畜禽肉**

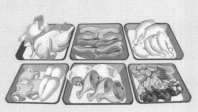

每周吃**畜禽肉 300～500g**

少吃肥肉

少吃深加工肉制品

少吃烟熏和腌制肉制品

准则四

适量吃鱼、禽、蛋、瘦肉

提 要

鱼、禽、蛋和瘦肉均属于动物性食物，富含优质蛋白质、脂类、脂溶性维生素、B族维生素和矿物质等，是平衡膳食的重要组成部分。该类食物蛋白质的含量普遍较高，其氨基酸组成更适合人体需要，利用率高，但有些含有较多的饱和脂肪酸和胆固醇，摄入过多可增加肥胖和心血管疾病等发病风险，应当适量摄入。

鱼虾等水产类食物脂肪含量相对较低，且含有较多的不饱和脂肪酸，对预防血脂异常和脑卒中等疾病有一定作用，每周最好吃鱼2次。禽类脂肪含量也相对较低，其脂肪酸组成也优于畜类脂肪。蛋类中各种营养成分比较齐全，营养价值高，胆固醇含量也高；对一般人群而言，每天吃一个鸡蛋不会增加心血管疾病的发病风险。畜肉类脂肪含量较多，吃畜肉应当选瘦肉，每人每周畜肉摄入不宜超过500g。烟熏和腌制肉类在加工过程中易产生一些致癌物，过多食用可增加肿瘤发病风险，应当少吃或不吃。

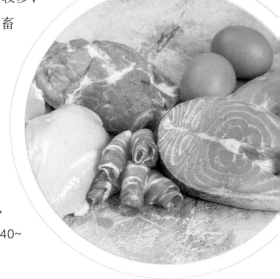

建议成年人平均每天摄入鱼、禽、蛋、瘦肉总量120~200g，其中水产类40~75g，畜禽肉类40~75g，蛋类40~50g。

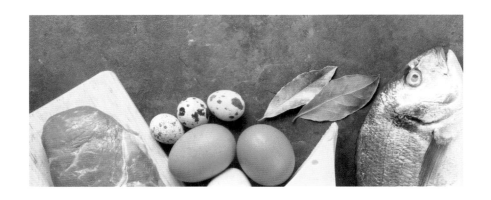

核心推荐

- 鱼、禽、蛋类和瘦肉摄入要适量，平均每天 120~200g。
- 每周最好吃鱼 2 次或 300~500g，蛋类 300~350g，畜禽肉 300~500g。
- 少吃深加工肉制品。
- 鸡蛋营养丰富，吃鸡蛋不弃蛋黄。
- 优先选择鱼，少吃肥肉、烟熏和腌制肉制品。

解　读

1. 动物性食物要适量

（1）动物性食物不宜过多

常有人说肉类营养好，不错，鱼、禽、蛋和瘦肉是膳食优质蛋白质和多种微量营养素的重要来源，但肉类脂肪含量普遍较多、能量高；有些含有较多的饱和脂肪酸和胆固醇，摄入过多可增加肥胖和心血管疾病等发病风险，所以此类食物应当适量摄入。建议成人每天摄入 120~200g 动物性食物，即平均摄入鱼类 40~75g，畜禽肉类 40~75g，蛋类 40~50g，可以互换。

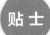

贴士

红肉一般指畜肉，包括牛肉、小牛肉、猪肉、羔羊肉、羊肉、马肉和山羊肉。

白肉一般指鱼肉、鸡肉、鸭肉、兔肉等。

（2）做到"适量"也不难

一块猪大排、一个鸡腿的重量都在100~150g，去掉骨头后的可食部分还剩下70~100g。做到"适量"应从以下几点开始：

1）学习营养和膳食知识，给自己或家庭饮食做个计划，编制每周食谱，合理选择肉食。把动物性食物尽量安排到每餐中，既不集中过量食用，也不清汤寡水，不见一点荤腥。

2）学会估量食材，40~50g肉，相当于1个普通成年人的手掌心（不包括手指）的大小及食指厚度，适用于猪肉、鸭肉、鸡肉和鱼肉类。

3）变"大"为"小"，少做"大荤"，多做"小荤"。例如将肉切丝、切片等，既满足了口舌之欲，又能控制食量。"小荤"里搭配了大量蔬菜，不仅可以控制肉食摄入，还可以增加蔬菜摄入，可谓一举两得。

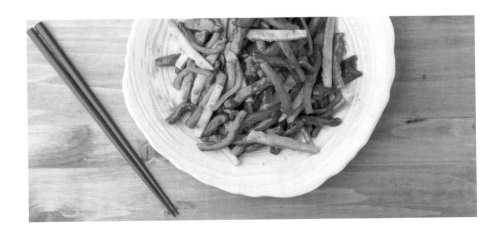

4）外出就餐往往会过量摄入肉食，因此要合理安排外出就餐，点餐时荤素搭配，适当多摄入点鱼和大豆制品，清淡为主。

2. 优先选择鱼和禽

生活中经常会听到这样一句话，"四条腿的不如两条腿的，两条腿的不如没有腿的。"这话也不无道理。

"四条腿的"泛指地上跑的畜类，如猪、牛、羊；"两条腿的"泛指有翅膀的禽类，如鸡、鸭、鹅；而"没有腿的"则泛指水里游的鱼、虾等。尽管它们都是动物性食物，大多数营养素含量不相上下，但是其中脂肪含量和脂肪酸组成上差异较大，对健康影响会有所不同，因此在选择时应有先后。

畜肉脂肪含量较高，以猪肉为最高，为 30% 左右，其次羊肉为 15% 左右，牛肉为 10% 左右。禽肉脂肪含量差别较大，鸡肉为 9%~14%，鸭肉为 20%。鱼肉的脂肪含量最低，为 1%~10%（这里比的是平均值，实际上，即便是同一种动物，不同食用部位脂肪含量也是不一样的，看看里脊肉和五花肉，你就清楚了）。脂肪含量高的食物，带来的问题就是同等食物重量条件下，可提供更多能量。

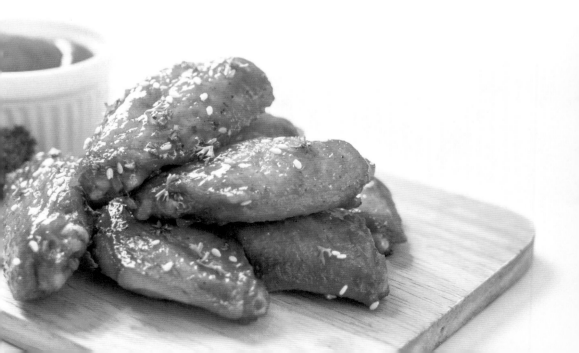

除了脂肪含量不同外，动物性食物所含脂肪酸的组成比例也是不一样的。畜肉以饱和脂肪酸为主，禽肉以单不饱和脂肪酸为主，鱼类以多不饱和脂肪酸为主。目前研究认为，饱和脂肪酸过多摄入可对心血管系统带来危害，而单不饱和脂肪酸和多不饱和脂肪酸对机体健康有一定保护作用，当然，这个有益作用前提是摄入能量不过量。

鱼类脂肪含量相对较低，且含有较多不饱和脂肪酸，有些鱼类富含二十碳五烯酸（EPA）和二十二碳六烯酸（DHA），对预防血脂异常和心血管疾病等有一定作用，可首选；禽类脂肪含量也相对较低，其脂肪酸组成优于畜类脂肪，应先于畜肉选择。

目前，我国城市居民食用动物性食物较多，尤其是猪肉过多，所以应调整肉食结构，适当多吃鱼、禽肉，减少猪肉摄入。相当一部分城市和农村居民平均吃动物性食物量还不够，有条件情况下也应适当增加。

3. 每天一个蛋，蛋黄不要丢

鸡蛋营养价值毋庸置疑，不过，很多人在吃鸡蛋的时候，都把蛋黄丢掉了，理由是蛋黄中胆固醇含量太多了。蛋黄真的有这么可怕吗？一天到底可以吃几个鸡蛋？

鸡蛋不仅营养素含量丰富，而且质量也很好，是营养价值很高的食物。鸡蛋蛋白质含量12%，氨基酸组成与人体需要最为接近，优于其他动物蛋白质。其脂肪含量10%~15%，主要存在蛋黄中。蛋黄中维生素种类齐全，包括所有B族维生素、维生素A、维生素D、维生素E和维生素K，以及维生素C。矿物质如钙、磷、铁、锌、硒含量也很丰富。具有这么好营养价值的鸡蛋，为什么不可以多吃些？

让人纠结的焦点就在于鸡蛋中的胆固醇，每100g全蛋中胆固醇含量大约是585mg，每100g蛋黄中更是高达1 510mg。如果吃一个鸡蛋的话，摄入的胆固醇约250mg。近期研究表明对一般健康人群食物中胆固醇并没有那么可怕，适量摄入有益健康。

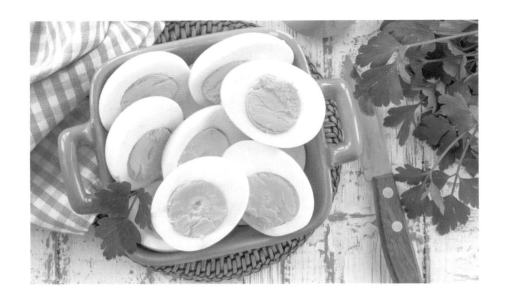

　　胆固醇是人体需要的重要成分。人体各组织中都含有胆固醇，它是许多生物膜的重要组成成分。胆固醇是体内合成维生素 D_3 及胆汁酸的前体，维生素 D_3 调节钙磷代谢，胆汁酸能乳化脂类使之与消化酶混合，是脂类和脂溶性维生素消化与吸收的必需条件。

　　人体本身有合成胆固醇能力，每天合成出来的量要远远大于通过膳食摄入量。大部分健康机体可有效地调节吃进去的和合成出来的胆固醇，使其在体内保持一个平衡状态。但是，对于某些患有代谢性疾病人群来说，这个能力可受到一定影响，所以尚需注意，多摄入鸡蛋可影响到血脂代谢。血脂是血中所含脂质总称，其中主要包括胆固醇和甘油三酯。现有研究结果证实，高胆固醇血症最主要的危害是易引起冠心病及其他动脉粥样硬化性疾病。

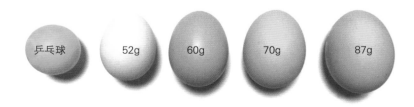

对一般健康人来讲，每天吃 1 个鸡蛋，对血清胆固醇水平影响很小，而其带来的营养与健康效益远高于其所含有胆固醇的影响，因此没有必要在意一个鸡蛋中两百多毫克的胆固醇。每日应吃一个鸡蛋，蛋白蛋黄都要吃。

贴士

无论是白皮蛋还是红皮蛋，土鸡蛋或是洋鸡蛋，它们含有的营养素都没有显著差别。

4. 哪些动物性食材应注意

（1）动物内脏食品

能吃，但要适量，不过量。

动物大 / 小肠、肝、肚（胃）、腰子（肾脏）等内脏类食品，通常被叫作"下水"或者"杂碎"。中式烹调里用到内脏的菜品并不少，像熘肝尖、爆炒腰花、夫妻肺片、炒鸡杂、爆肚等。

尽管内脏类食物营养特点并不完全相同，但总的来说，蛋白质、钾、铁、锌的含量都很高，猪肝中尤其富含维生素 A。不过与此同时，一般内脏食物中脂肪、胆固醇含量也较高，例如每百克猪脑中胆固醇含量高达 2 571mg，每百克猪大肠中含脂肪 18.7g。从美味角度来讲，也正因为猪大肠"脂厚"的特点，才让爱吃它的人赞不绝口。但是这么多脂肪并不是什么好事，而且这里面的脂肪大多数又是饱和脂肪酸，过量摄入可增加心血管疾病风险。

对于一般健康人群，动物内脏可以适量吃一些，但是不能过量；而对于一些慢性病人群，就要注意了，动物内脏中高脂肪、高胆固醇都可对血脂产生影响，还是要限制这些食物摄入。

（2）肥肉

能吃，但要适量，不过量。

"肥"字实际上就是指食物中的"脂肪"。一般情况下，肉类若脂肪含量≤10%则被称为瘦肉。肥肉通常指脂肪含量超过30%的畜肉，如肥猪肉、肥牛肉、肥羊肉等。畜禽肉的不同部位，脂肪含量也不一样。以猪肉为例，里脊肉、腿肉中脂肪含量少一些，而五花肉、肘子肉中脂肪含量就高一些（表2-4-1）。畜肉脂肪组成以饱和脂肪酸居多，猪肉中饱和脂肪酸的含量一般为35%~45%，羊肉为45%~55%，牛肉为50%~60%。

表 2-4-1　不同部位猪肉营养成分表（每100g可食部）

食物名称	能量 / kcal	水分 / g	蛋白质 / g	脂肪 / g	胆固醇 / mg	维生素 B₁/mg	维生素 B₂/mg	铁 / mg	锌 / mg
猪肉（肥）	807	8.8	2.4	88.6	109	0.08	0.05	1.0	0.69
猪肉（瘦）	143	71.0	20.3	6.2	81	0.54	0.10	3.0	2.99
猪肉（里脊）	150	74.7	19.6	7.9	55	0.32	0.20	1.5	2.01
猪肉（五花）	349	56.8	7.7	35.3	98	0.14	0.06	0.8	0.73
猪肉（腿）	190	67.6	17.9	12.8	79	0.53	0.24	0.9	2.18

数据源自：中国疾病预防控制中心营养与健康所 . 中国食物成分表标准版(第6版第二册). 北京：北京大学医学出版社，2019.

脂肪是人体能量的重要来源之一，是构成人体组织的重要成分，具有重要生理功能。但摄入量过多，也会成为影响健康的危险因素。脂肪能量密度高，在等重的情况下，提供能量是碳水化合物的2.2倍；因此吃肥肉很容易造成能量过剩而导致肥胖，进而成为心血管疾病和某些肿瘤发生的危险因素。肥肉脂肪中的饱和脂肪酸含量能明显影响血脂水平，造成高脂血症。有证据表明，血脂水平升高，特别是血清胆固醇水平升高是动脉粥样硬化的重要危险因素，而膳食中饱和脂肪酸则是使血清胆固醇升高的主要脂肪酸。

肥肉可以吃，但不宜多吃，吃畜肉时要以瘦肉为主。

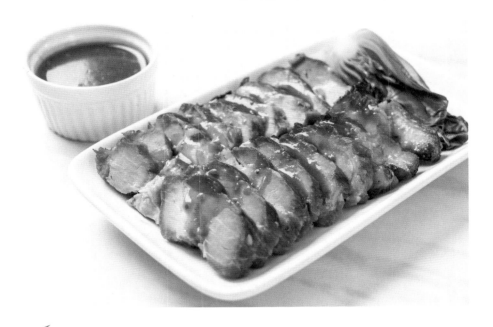

贴士

　　通常肉眼看不到白色脂肪的肉为瘦肉，这样的肉脂肪含量在 10% 以下。常见的瘦肉有猪里脊肉、猪腿肉。

（3）烟熏和腌制肉制品

少吃或不吃。

　　肉制品指经过盐渍、风干、发酵、熏制或其他为增加口味或改善保存而处理过的肉类。大部分肉制品含有猪肉或牛肉，但也可能包含其他红肉、禽肉、动物杂碎，或包括血在内的肉类副产品。例如肉肠、火腿、香肠、咸牛肉、干肉片或牛肉干，以及肉类罐头和肉类配料及调味汁等。

　　烟熏和腌制动物性食物虽然是我国传统保存食物方法，但是这些加工方法不仅使用了较多食盐，同时也存在一些食品安全和健康隐患，长期食用对人体健康带来风险。这种风险和食用量密切相关，但是目前还没有确定结果表明吃多少才是安全的，因此少吃一些可减少其带来的风险。

贴士

循证研究已表明烟熏腌渍加工肉制品是结肠癌的危险因素，应少吃这类肉制品。

5. 喝汤还是吃肉，哪个更营养

很多人喜欢喝汤，如鸡汤、鱼汤、骨头汤等。大多数人也认为汤营养好，喝完汤之后剩下的肉没有什么营养了，再说也不好吃，就全部丢弃了。实际上，这种做法并不对。除了水外，汤中其他营养物质都是来自煲汤的原料。但是原料中营养物质并不是全部被溶解在汤里，只有部分水溶性维生素、矿物质、脂肪、蛋白质溶解在汤里，其他营养素还被留在了肉里。表2-4-2中给出了鸡汤和鸡肉中营养素含量比较。大家不难看出，鸡肉中营养素含量远远高于鸡汤。所以喝汤的时候，建议大家也要吃肉，才能更好地获得食物中营养物质，也可以避免食物浪费。

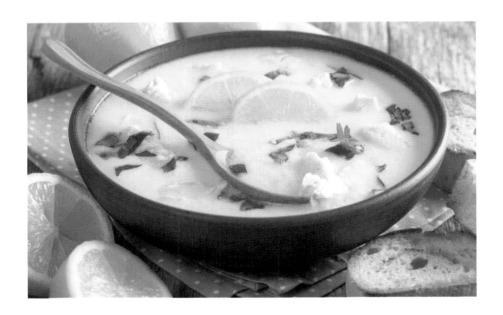

表 2-4-2 瓦罐鸡的鸡肉和鸡汤部分主要营养素含量比较（每100g可食部）

营养素	鸡肉	鸡汤	营养素	鸡肉	鸡汤
能量 /kcal	190	27.0	烟酸 /mg	0.5	0
蛋白质 /g	20.9	1.3	钙 /mg	16.0	2.0
脂肪 /g	9.5	2.4	钠 /mg	201	251
维生素 A/μgRAE	63.0	0	铁 /mg	1.9	0.3
维生素 B$_2$/mg	0.21	0.07	锌 /mg	2.2	0

6. 合理烹调，少煎炸

烹调食物时，营养素损失是不可避免的。如果选错了烹调方法，就会"火上浇油"，相反，若用对了方法，就会最大程度保留食物中营养素。

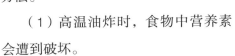

炸猪排、炸鸡翅、煎鱼、烤鱼等烹调方法往往更能增加食物美味，促进食欲。不过这些烹调方法可能会带来更多健康风险，应该少用烧、煎、烤、炸等，鼓励采用蒸、煮、炖、煨和炒的方法。

（1）高温油炸时，食物中营养素会遭到破坏。

（2）食物中蛋白质、脂肪在高温油炸或烧烤时，可产生一些具有致癌性化合物。

（3）油炸可增加食物脂肪含量。

如果要使用煎炸烹调方法，可以采用一些保护性措施，如用淀粉上浆挂糊。

对特殊人群的建议

1. 婴幼儿

- 需要特别重视给 7~24 月龄婴幼儿提供一定量富含优质铁的动物性食物，如红肉、动物肝脏等。
- 辅食添加期的婴幼儿应适当吃肝脏、鸡蛋等富含活性维生素 A 的食物。

2. 备孕和孕期妇女

- 孕中晚期适量增加鱼、禽、蛋、瘦肉的摄入。
- 为满足机体对铁的需求，建议每周吃 1~2 次动物血或肝脏；此外，鱼类尤其是深海鱼类对胎儿脑和视网膜功能发育有益，最好每周食用 2~3 次。

3. 乳母

- 适量增加富含优质蛋白质及维生素 A 的动物性食物和海产品。

4. 老年人

- 摄入足够量的动物性食物。
- 高龄老年人应多吃鱼、畜禽肉及蛋类。

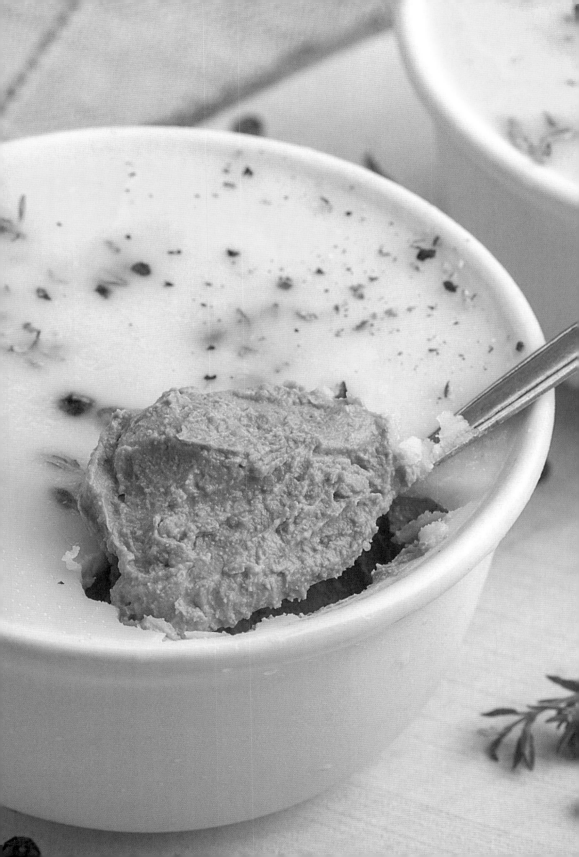

准则五

少盐少油
控糖限酒

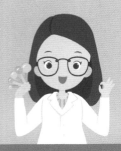

培养清淡饮食习惯

少盐

成年人每天摄入
食盐不超过 **5g**

少吃高盐食品

烹饪调味多样化

关注**隐形盐**摄入

少油

成年人每天
烹调油 **25~30g**

少吃油炸食品

烹饪量化用油

限制反式脂肪酸

控糖

每天不超过 **50g**，最好控制在 **25g** 以下

不喝或少喝含糖饮料

限酒

成年人如饮酒，
一天饮用的酒精
量不超过 **15g**

| 儿童、青少年 |
| 孕妇、乳母 |
| 慢性病患者 |

不宜饮酒

15g 酒精（相当于）			
啤　酒	葡萄酒	白酒 (38% VOL)	白酒 (52% VOL)
450ml	150ml	50ml	30ml

准则五

少盐少油，控糖限酒

提 要

食盐是食物烹饪或食品加工的主要调味品。我国居民的饮食习惯中食盐摄入量较高，而过多的盐摄入与高血压、脑卒中、胃癌和全因死亡增加有关，因此要降低食盐摄入，培养清淡口味，逐渐做到量化用盐，推荐每天食盐摄入量不超过 5g。

烹调油包括植物油和动物油，是人体必需脂肪酸和维生素 E 的重要来源。目前我国居民烹调油摄入量较多。过多烹调油的使用会增加脂肪的摄入，导致膳食中脂肪供能比超过适宜范围。过多摄入反式脂肪酸还会增加心血管疾病的发生风险。应减少烹调油和动物脂肪用量，推荐每天的烹调油摄入量为 25~30g。成年人脂肪提供能量应占总能量的 30% 以下。

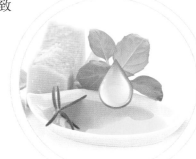

过多摄入添加糖 / 含糖饮料，可增加龋齿、超重和肥胖等的发生风险。建议每天摄入添加糖提供的能量不超过总能量的 10%，最好不超过总能量的 5%。对于儿童青少年来说，含糖饮料是添加糖的主要来源，建议不喝或少喝含糖饮料，少食用高糖食品。

过量饮酒与多种疾病相关，会增加肝损伤、胎儿酒精综合征、痛风、心血管疾病和某些癌症的发生风险。因此应避免过量饮酒。若饮酒，成年人一天饮用的酒精量不超过 15g，儿童青少年、孕妇、乳母、慢性病患者等特殊人群不应饮酒。

- 培养清淡饮食习惯，少吃高盐和油炸食品。成年人每天摄入食盐不超过 5g，烹调油 25~30g。
- 控制添加糖的摄入量，每天不超过 50g，最好控制在 25g 以下。
- 反式脂肪酸每天摄入量不超过 2g。
- 不喝或少喝含糖饮料。
- 儿童青少年、孕妇、乳母以及慢性病患者不应饮酒。成年人如饮酒，一天饮用的酒精量不超过 15g。

解　读

1. 拒绝"重口味"的诱惑

"重口味"一般指偏油、偏咸、偏辣的饮食，俗话说"盐为百味之首""油多不坏菜"，这类饮食味道比较重，更能刺激人的食欲。但是其中过量盐和烹调油的摄入会带来很多健康问题。

（1）食盐和高血压

钠是人体必需营养素，可以维护体液电解质平衡和神经系统功能。食盐是钠的主要来源，每克食盐中含钠 400mg。但研究表明，高钠摄入会升高血压，而降低钠摄入量，会有效降低高血压病人血压。高盐饮食还可以改变血压昼高夜低的变化规律，变成昼高夜也高，发生心脑血管意外的危险性就大大增加。超重和肥胖者的血压对食盐也敏感。

（2）烹调油和肥胖

烹调油包括植物油和动物油。常见植物油如大豆油、花生油、葵花子油、菜籽油、芝麻油、玉米油、橄榄油等；常见动物油如猪油、牛油、羊油、奶油（黄油）等。烹调油的主要成分是脂肪，脂肪具有重要营养作用，如提供能量、细胞的重要组成成分等，食物中的脂肪能促进脂溶性维生素吸收。但是烹调油也是一种高能量食物，每克脂肪可以产生 9kcal 能量，多吃油就会导致多摄入能量。如果摄入的能量没有被消耗掉就会变成脂肪储存在体内，日积月累就可能导致超重甚至肥胖。肥胖是高血脂、高血压、糖尿病、冠心病、脑卒中等慢性病的危险因素。

（3）口味是可以养成和改变的

我们的口味是逐渐养成的，也是可以改变的。要通过不断地强化健康观念，从小培养儿童清淡饮食，逐步将成年人的口味由"重"变"淡"。改变烹饪、饮食习惯，以计量方式（如定量盐勺、带刻度油壶）减少食盐和油等调味料的用量，是培养清淡口味的重要途径。

想要适应清淡饮食，除了要减少盐、油、糖摄入，还可以充分利用食物本身的味道，搭配出不同口感的美味料理。几个妙招教你回归食物"本色"。

1）选择新鲜食材，用蒸、煮等方法尽量保留原味。

2）烹调时多用醋、柠檬汁、香料、姜等调味，替代一部分盐和酱油。

3）尝试柠檬、香芹、香菜、香菇、洋葱等有特殊香味的食物做搭配。

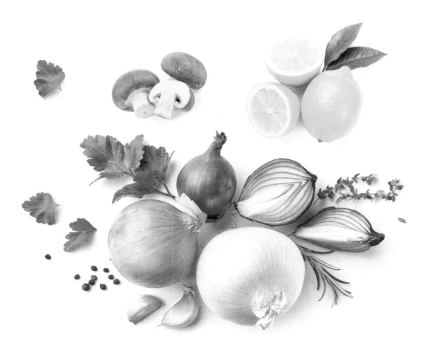

2. 小心食物中的隐形盐

（1）什么是"隐形盐"

有很多盐不一定是白色的，它们隐藏在各种调味品中和加工食品中，稍不注意，我们就可能摄入了过多。

调味品如味精、鸡精、酱油、酱豆腐、辣椒酱、黄酱、甜面酱、调料包、汤料包等，往往多是高盐高钠；一些食品如腊肉、挂面、火腿、虾皮、榨菜等都含有盐；另外，话梅、薯片、椒盐花生等零食中也含有盐。所以，在考虑每天盐摄入量时，千万不要忽略了这些"看不见"的盐（表 2-5-1）。

表 2-5-1　调味品和加工食品中的钠含量（每 100g 可食部）

食品名称	钠 /mg	食品名称	钠 /mg
酱油	5 757	方便面	400~800
豆瓣酱	6 012	午餐肉	982
甜面酱	2 097	饼干(咸)	697
腐乳(红)	3 091	海苔	1 599
榨菜	4 253	薯片	508
味精	8 160	九制梅肉	958
鸡精	18 864	奶油五香豆	1 577

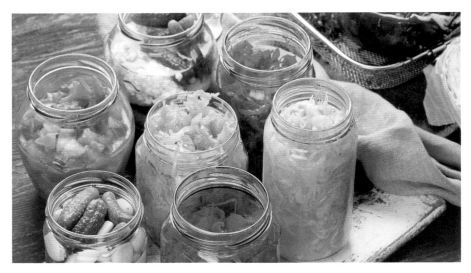

（2）怎样发现食品中的"隐形盐"

我国颁布的 GB 28050《预包装食品营养标签通则》中规定，在食品标签的营养成分表上要强制标示钠含量，所以在购买加工食品时，只要找到它的"营养成分表"，你就可以知道这份食品中的钠含量了（表 2-5-2）。

表 2-5-2 营养成分表示例

项目	每份(30g)	营养素参考值 %
能量	605kJ	7%
蛋白质	1.7g	3%
脂肪	4.0g	7%
—反式脂肪酸	0g	无
碳水化合物	25.2g	8%
钠	256mg	13%

一般而言，当每 100g 食物中的钠含量超过 800mg 的时候，就属于高盐食品了，尤其是一些零食和膨化食品，这种食品就需要少购少吃。

贴士

减盐 7 招

● 学习量化，逐渐减少用量。使用定量勺、限盐罐，每餐按量放入菜肴。

● 替代法，烹调时多用醋、柠檬汁、香料、姜等调味，替代一部分盐和酱油。

● 肉类烹饪时常用盐较多，适量食用可减少盐的摄入。

● 烹饪方法多样。多采用蒸、烤、煮等烹调方式，享受食物天然味道。不是每道菜都需要加盐。

● 做菜出锅前才放盐，改用餐桌盐。

● 少吃高盐零食，学会看食品营养标签，拒绝高盐食品。

3. 少油也能好味道

多用油烹调食物，包括炸、煎等烹饪方法很容易制作出促进食欲的菜肴。但是这些烹调方法会增加食品的含油量，让它们成为高能量食品。反复高温油炸更会产生多种有害物质，对人体健康产生影响。

但是少用油，是不是制作出的菜就不好吃了呢？这种担心是有根据的，但也不是绝对的。

实际上如果采用蒸、炖、煮、水滑等烹调方法，适当吃凉拌菜，注意用酸、辣等调节菜肴的口味，同样可以保证做的菜好吃。

在探寻美食的过程中，根据你的厨艺，定量用油和采取少油的烹调方法，逐步尝试减少油的使用量，你会逐渐地爱上低油食物（图 2-5-1）。

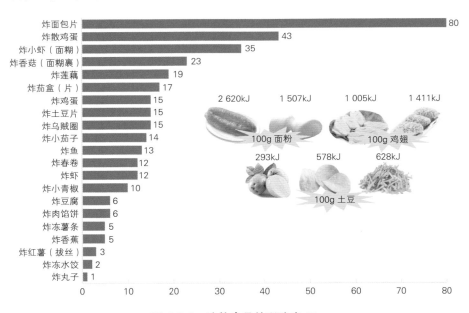

图 2-5-1　油炸食品的吸油率 /%

资料来源：杨月欣. 食物营养成分速查. 北京：人民日报出版社，2006.

贴士

低油美食巧烹饪

- 使用带刻度的油壶或者油勺，做到量化用油；在烹调的时候看一看、想一想，再放。
- 蔬菜可以采用白灼、蒸、凉拌的方法，减少"炒"的频率。
- 动物性食材可以用蒸、炖、煮和烤的方法代替油炸、油煎。
- 用适量柠檬、辣椒、蒜、姜等调味品，让菜肴口感更丰富。

4. 脂肪酸有多种，饱和脂肪酸要控制

脂肪的好处是含有必需脂肪酸，促进脂溶性维生素的吸收，提供能量。但脂肪摄入过高，可能会增加饱和脂肪、胆固醇及能量的摄入，增加肥胖和患心脑血管疾病的风险。

在控制脂肪总量的前提下，更需要关注脂肪的"质量"。控制膳食中饱和脂肪的摄入，对改善低密度脂蛋白胆固醇（LDL 所谓坏胆固醇）和高胆固醇血症有重要意义。而我们平时爱吃的牛肉、猪肉、羊肉等，都含有相对比较多的饱和脂肪酸，因此需要适量摄入。

有"饱和脂肪"，就有"不饱和脂肪"。我们常用的多数植物油中含有较高的多不饱和脂肪酸，尤其是 n-6 多不饱和脂肪酸中的亚油酸。比如葵花子油、豆油、玉米油中亚油酸含量都在 50% 以上。但是有研究指出，过量的亚油酸可能存在过氧化及对免疫产生影响的风险。

多不饱和脂肪酸中还有一种，n-3 多不饱和脂肪酸，包括 α- 亚麻酸，EPA 和 DHA。这种类型的脂肪酸食物来源有限，膳食摄入量较低，比较容易发生 α- 亚麻酸缺乏，尤其是一些特殊人群，例如孕妇、婴幼儿。越来越多的研究证据也显示，EPA 和 DHA 对冠心病具有有益作用。

一般植物油中 α- 亚麻酸含量较低，只有少数植物油中含量较高，比如亚麻籽油中约含 50%，紫苏油中约 60%，核桃油中含量超过 12%。

EPA+DHA 主要在冷水域的水生物种，特别是单细胞藻类中，三文鱼、鲱鱼、凤尾鱼等以单细胞藻类为食的深海鱼脂肪中含有较多的 EPA 和 DHA。

有"多不饱和脂肪酸"，就有单不饱和脂肪酸。橄榄油、茶籽油等食用油都是富含单不饱和脂肪酸的油。

5. 警惕食品中的反式脂肪酸

（1）什么是反式脂肪酸

常用植物油中的脂肪酸均属于顺式脂肪酸。部分氢化植物油可产生反式脂肪酸，氢化油脂如人造黄油、起酥油等都可能含有一定量反式脂肪酸。除此之外，植物油精炼以及植物油反复煎炸的过程中也可能形成一些反式脂肪酸。

贴士

《中国居民膳食营养素参考摄入量（2013 版）》建议"我国 2 岁以上儿童和成人膳食中来源于食品工业加工产生的反式脂肪酸的最高限量为 <1% 的总能量"，这对成年人来说大致相当于每天摄入不要超过 2g。

研究表明，反式脂肪酸摄入过多时可升高低密度脂蛋白胆固醇，降低高密度脂蛋白胆固醇，增加动脉粥样硬化和冠心病的发生风险。反式脂肪酸会干扰必需脂肪酸代谢，可能影响儿童生长发育及神经系统健康。

2012 年国家食品安全风险评估专家委员会对我国居民反式脂肪酸膳食摄入水平进行了评估，结果表明当前我国居民反式脂肪酸摄入量并不高，但也应引起警惕。目前居民膳食中的反式脂肪酸主要来自加工食品，占 71%，其中又以所使用的植物油来源最高，约占 50%。另外，过多食用人造黄油的蛋糕、含植脂末的奶茶等，可能摄入较多反式脂肪酸。

（2）怎样才能知道食品中的反式脂肪酸

根据我国食品安全国家标准 GB 7718《预包装食品标签通则》，预包装食品的食品标签上，必须要写明它的配料。如果配料表里出现了"氢化植物油""植物奶油""植物黄油""人造黄油""人造奶油""植脂末""麦淇淋""起酥油"等词语时，

营养成分表示例		
项 目	每份 (30g)	营养素参考值%
能 量	605kJ	7%
蛋白质	1.7g	3%
脂 肪	4.0g	7%
一反式脂肪酸	0g	无
碳水化合物	25.2g	8%
钠	256mg	13%

就要引起我们注意了，这些其实都是氢化植物油相关的产品。但是氢化植物油不等于反式脂肪酸，食品中到底有没有反式脂肪酸，还要看看它的"营养成分表"。因为 GB 28050《预包装食品营养标签通则》中规定：如果配料中使用了氢化植物油的话，那么"营养成分表"中应标注反式脂肪酸的含量，不过如果反式脂肪酸的含量低于 0.3g/ 每 100g（固体）或者 0.3g/ 每 100ml（液体）的话，可以标注"无"或者"不含反式脂肪酸"。

（3）几种方法让你远离反式脂肪酸：

1）多选用天然食品。

2）学会看食品标签，少买或少吃含有"氢化植物油""起酥油""奶精""植脂末""人造奶油"等的预包装食品。

3）少吃油炸食品，少用煎、炸等烹饪方法。

6. 甜蜜的陷阱

人们对甜味的喜好是与生俱来的，很少人会拒绝甜味带来的美食享受。甜，通常是食物中的糖带给我们的味觉体验。除了食物中本身存在的碳水化合物，也就是我们通常所说的天然糖之外，在食品加工和烹调过程中，人们还会额外加入糖以增加食物的口感。在生产和加工过程中被添加到食品中的糖及糖浆被称为添加糖，包括白砂糖、绵白糖、红糖、玉米糖浆等。它们的主要成分是蔗糖、葡萄糖和果糖。

（1）不喝或少喝含糖饮料

含糖饮料指糖含量 5% 以上的饮品。多数饮品含糖为 8%~10%，有的高达 13% 或以上。含糖饮料一般情况下不是生命必需食品，多饮容易使口味变"重"，长期饮用可导致龋齿、超重及肥胖，因此不建议喝含糖饮料。

许多人喜欢喝含糖饮料，其中一个原因是觉得白水没有味道。饮料的甜味或其他味道能够刺激口腔味觉，增加愉悦感，并成为习惯。少喝的办法是逐渐减少，或者采用替代方法，如饮茶，茶不仅使人在味觉上得到一定的满足，而且有益于健康。也可以在白水里加入菊花、红枣片、桃肉片等，自制少糖的"加味水"。

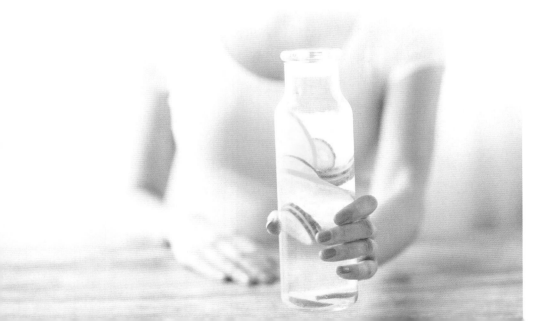

贴士

WHO 的循证研究表明，过量摄入添加糖会增加龋齿的风险，而过多摄入含糖饮料会增加龋齿、肥胖或体重增长的发生风险。

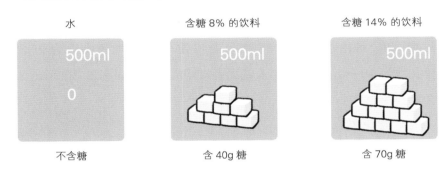

看了这张图，你还敢无节制地喝含糖饮料吗？

（2）少吃甜味食品

添加糖的另外一个主要来源是糕点、甜点、冷饮等，减少此类食品摄入，是控制添加糖的另一关注点。此外，家庭烹饪时也会将糖作为调味料加入菜肴中，如红烧、糖醋等。添加糖不仅增加糖的摄入，还掩盖了盐的味道，无意中增加盐的摄入，所以在烹饪时应注意尽量少加糖。

贴士

少吃糖，你应该这么做

- 培养清淡饮食习惯，做菜时少放糖和盐。
- 不喝或少喝含糖饮料。
- 喝白水或茶水。
- 少吃甜食、点心。

有些人喜欢喝茶加糖或喝咖啡加糖，这些都应计算在每天能量摄入中。添加糖提供能量占膳食总能量比例太大对健康不利，应控制在 10% 之内。

7. 过量饮酒有害健康

我国是世界上最早酿酒的国家之一，饮酒已成为日常生活中一种习俗。2015—2017 年中国居民营养与健康状况监测数据显示，我国城市成年男性过去 12 个月内饮酒率为 65.7%，农村为 63.2%；城市女性为 27.3%，农村女性为 18.8%。我国成年人饮酒者日均酒精摄入量男性 30.3g，女性 12.3g。

（1）酒与健康

人们在节日、喜庆或者交际的场合往往要饮酒，但是一定要限量地饮酒。无节制地饮酒，会伤害胃肠黏膜，并会影响肝脏和胰腺的功能，进而影响营养素消化吸收及利用。一次性大量饮酒会造成肝脏代谢紊乱，并会导致脂肪肝、肝硬化等问题。过量饮酒还会增加高血压、脑卒中、乳腺癌和消化道癌症的发生风险。此外，过量饮酒还可能导致事故及暴力增加，对个人安全和社会安定都是有害的。

（2）不饮酒

高度白酒含能量高，几乎不含其他营养素。如要饮酒应当尽可能饮用低度酒，并控制在适当的限量以下。以酒精量计算，成年人如饮酒，一天饮用的酒精量不超过 15g，尽量做到不饮酒。

表 2-5-3　15g 酒精换算表

品类	含 15g 酒精	品类	含 15g 酒精
啤酒（4%VOL）	450ml	白酒（38%VOL）	50ml
葡萄酒（12%VOL）	150ml	白酒（52%VOL）	30ml

（3）哪些人不宜饮酒

1）孕妇、乳母不应饮酒

酒精会对胎儿发育带来不良后果，酗酒更会导致胎儿畸形，酒精会通过乳汁影响婴儿健康，产生注意力不集中和记忆障碍等，所以孕妇、乳母应该禁酒。

2）儿童青少年不应饮酒

儿童青少年正处于生长发育阶段，各脏器功能还不完善，此时饮酒对机体的损害甚为严重。

3）特定职业或特殊状况人群应控制饮酒

驾车、操纵机器等工作饮酒可能丧失协调和工作能力，也可能造成慢性酒精中毒、酒精性脂肪肝等问题。有的人对酒精过敏，微量饮酒就会出现头晕、恶心、冷汗等明显不适症状。正在服用可能会与酒精产生作用的药物的人，患有某些疾病（如高甘油三酯血症、胰腺炎、肝脏疾病等）的人都不应饮酒。血尿酸过高的人不宜大量喝啤酒，以降低痛风发作的风险。

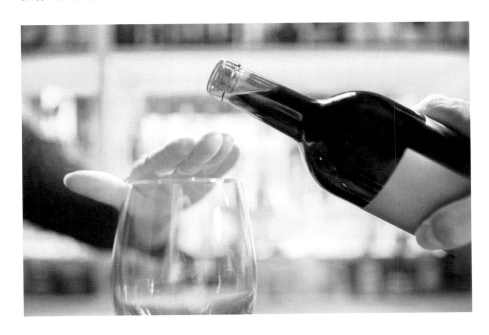

对特殊人群的建议

1. 婴幼儿

- 保持食物原味。
- 辅食应含有适量油脂。不加盐糖。
- 1 岁以后逐渐尝试淡口味的家庭膳食。

2. 儿童

- 合理烹调，少盐少油炸。
- 学龄儿童正处于生长发育阶段，应禁止饮酒及含酒精饮料。
- 不喝或少喝含糖饮料，喝白水。

3. 备孕和孕期妇女、乳母

- 选用碘盐。
- 禁酒。

4. 老年人

- 控制盐、油摄入总量。
- 努力增进食欲，享受食物美味。

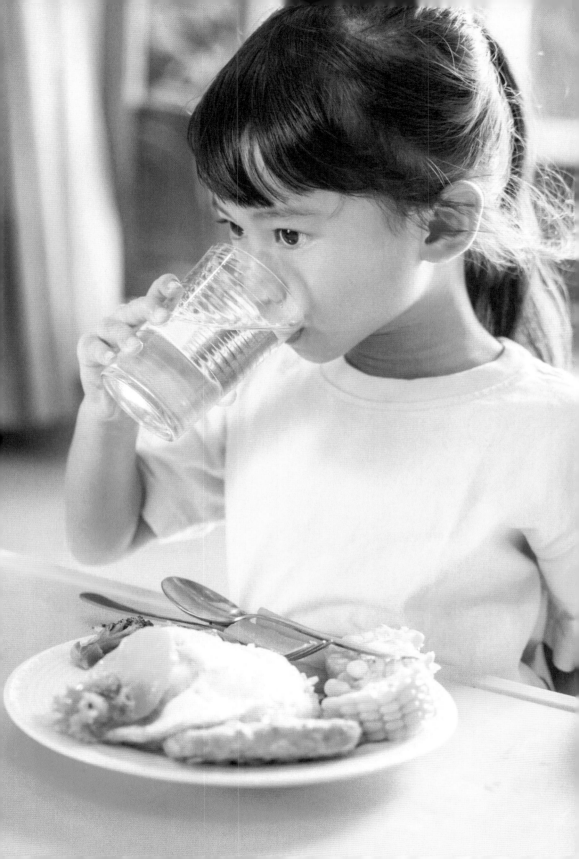

准则六

规律进餐
足量饮水

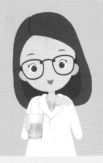

定时定量，三餐规律

 早餐 25%~30%

 午餐 30%~40%

 晚餐 30%~35%

每天吃好早餐

饮食有节

不暴饮暴食

不偏食挑食

不过度节食

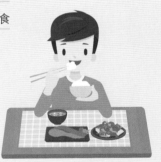

喝白水，不喝饮料

主动喝水，推荐喝白水，成人也可选择茶水

成年男性每天喝水 1 700 ml，成年女性每天喝水 1 500 ml

少量多次喝水

不喝或少喝含糖饮料，不用饮料代替白水

准则六

规律进餐，足量饮水

提　要

　　规律进餐是实现合理膳食、均衡营养的前提。一日三餐、定时定量、饮食有度，有益健康。不规律进餐、暴饮暴食、过度节食等不健康的饮食行为会影响膳食营养的摄入，进而影响健康。应规律进餐，每天吃好早餐，合理安排一日三餐的时间和食量，早餐提供的能量应占全天总能量的 25%~30%，午餐占 30%~40%，晚餐占 30%~35%。

　　水是构成人体成分的重要物质并发挥着重要的生理作用。水的摄入和排出要平衡，以维护适宜的水合状态和正常的生理功能。足量饮水是机体健康的基本保障，有助于维持身体活动和认知能力。在温和气候条件下，低身体活动水平成年男性每天喝水 1 700ml，成年女性每天喝水 1 500ml。应主动、足量喝水，少量多次，推荐喝白水或茶水，不用饮料代替白水。含糖饮料摄入过多会增加龋齿、肥胖的发生风险，不喝或少喝含糖饮料。

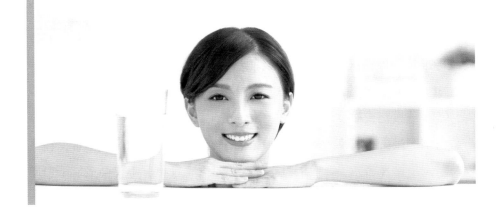

核心推荐

- 合理安排一日三餐，定时定量，不漏餐，每天吃早餐。
- 规律进餐、饮食适度，不暴饮暴食、不偏食挑食、不过度节食。
- 足量饮水，少量多次。在温和气候条件下，低身体活动水平成年男性每天喝水 1 700ml，成年女性每天喝水 1 500ml。
- 推荐喝白水或茶水，少喝或不喝含糖饮料，不用饮料代替白水。

解 读

1. 吃好一日三餐

（1）三餐要规律

应该根据身体生理需求，特别是消化系统活动规律，并考虑日常生活、工作或学习等情况来安排一天的餐次和食用量。一日应三餐，两餐间隔以 4~6 小时为宜，同时三餐时间相对固定。

进餐时间也要适当，过短过长都不好。进餐时间过短，不利于消化液分泌及消化液和食物的充分混合，从而影响食物消化；进餐时间太长，容易过量摄入食物。早餐时间 15~20 分钟，午、晚餐时间 20~30 分钟为宜。

一日三餐的食物量应合理分配，通常以膳食能量作为分配一日三餐进食量标准。一般情况下，早餐提供能量应占全天总能量的 25%~30%，午餐占 30%~40%、晚餐占 30%~35% 为宜。

（2）三餐巧安排

白粥配馒头和咸菜，一碗米线或者一碗面条……中国传统早餐，往往以精制碳水化合物为主，而蛋白质供应不足。这种早餐不仅会造成蛋白质摄入不够，还会导致高血糖反应。

早餐应该保证足够的能量，一般来说，早餐能量应占全天总能量25%~30%。与高血糖指数（glycemic index，GI）的早餐相比，低 GI 的早餐能延长饱腹感。

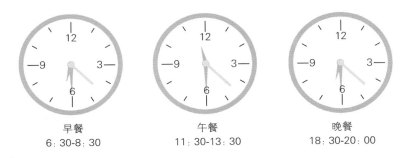

早餐　　　　　　　午餐　　　　　　　晚餐
6：30-8：30　　　11：30-13：30　　　18：30-20：00

贴士

血 糖 指 数

血糖指数（GI）是指含 50g 可利用碳水化合物的食物与相当量的葡萄糖在一定时间（一般为 2 小时）体内血糖反应水平的百分比值，反映食物与葡萄糖相比升高血糖的速度和能力。通常把葡萄糖的 GI 定为 100。

低 GI 食物：GI≤55

中 GI 食物：55<GI≤70

高 GI 食物：GI>70

高质量早餐应含有 4 类食物，这 4 类食物是：谷薯类、蔬菜水果、动物性食物、奶豆坚果。例如，早上的谷物类可以选择全麦馒头、全麦面包、杂粮发糕、燕麦片等，蛋白质类可以选择鸡蛋、酱牛肉、豆腐干等，再加上一杯奶、一点蔬菜或一个水果就非常好了。如果没有时间吃水果，也可以把水果装进包里，当作上午零食吃。

午餐在一日三餐中起到承上启下的作用，午餐要吃饱，不仅要保证食物的种类，还要保证食物的营养质量。因为工作、学习等安排的影响，人们就餐的地点和方式多种多样，有的在家就餐、有的在食堂吃饭、有的在餐馆就餐、有的点外卖等。但是无论怎样，都应注意午餐要食物多样，合理搭配。

午餐的食物选择应当遵照合理膳食的要求，主食可选择米或面制品，做到粗细搭配；2~3 种蔬菜，1~2 种动物性食物，如鱼虾等水产品、鸡肉、瘦猪肉、牛羊肉、1 种豆制品、1 份水果。如果在外就餐或者点外卖时，更需要注意食物的合理选择和搭配，可以选择 200g 左右的米饭、面类等主食，再搭配一荤一素两个菜；做到口味清淡，少选或不选油炸食品、盐含量高的腌制食品等。

晚餐提供能量应占全天所需总能量 30%~35%，谷物、蔬菜、肉类或者豆类，都不能缺。许多人白天忙着上班没好好吃饭，晚上回家的这顿饭就会比较丰盛；有的人晚上跟朋友聚会在外就餐，容易暴饮暴食。晚餐如果吃太丰盛太油腻，就会延长食物消化时间，影响睡眠。晚餐主食可以选富含膳食纤维的食物，如小米、薏米、荞麦、红薯等，既能增加饱腹感，

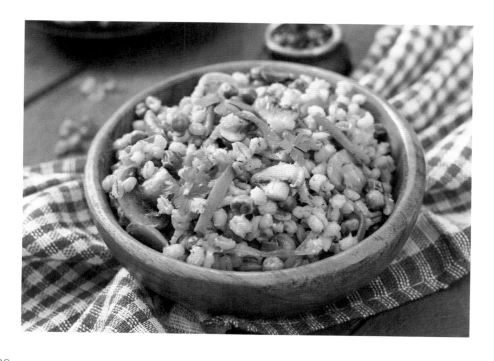

又可以促进肠胃蠕动；搭配蔬菜、水果、适量动物性食物和豆制品，多采用蒸、煮、炖、清炒等，少用炸、煎等烹调方法。

晚餐也要做好一天的"查漏补缺"，回忆一下自己今天的早餐和午餐，有没有吃粗粮？有没有吃够蔬菜？有没有吃到豆制品？肉是不是吃多了？对照早餐和午餐的进餐情况，晚餐适当调整食物摄入量和种类，保证全天营养平衡。

最后，晚餐时间不要太晚，至少在就寝前 2 小时进食。所以，睡前吃夜宵的习惯并不好。不过如果有特殊情况实在需要加班到深夜，选择一些清淡好消化的夜宵，作为补充也是可以的。

2. 零食要"慧"选

说到零食，许多人会皱起眉头，似乎第一反应就是"不健康"。诚然，有的人把零食当作休闲娱乐或者疏解压力的办法，可能会寻求一些高能量不健康的零食。但不是所有零食都是不健康的，只要合理选择，零食不但会是丰富生活的调节剂，也会是三餐营养的补充。

只要是非正餐时间食用的食物（不包括水），都称为零食。

"慧"吃零食，首先要选对种类。

（1）可经常食用零食：低盐低糖，天然的，营养价值较高，包括天然果蔬和豆类，如苹果、橙子、黄瓜、西红柿等；未加工的坚果，比如原味核桃、花生、巴旦木等。

（2）适当食用零食：营养丰富，但是能量较高，也可能加工带入一定量的盐、糖等。比如盐焗坚果、肉干、果干等。

（3）限量食用零食：多为高脂肪高糖高盐的食物，比如甜饮料、油炸类、糖果、膨化食品、蜜饯等。

其次，吃零食要掌握时机。最好是在两餐之间吃，不要正餐吃饱了还要吃零食。最后，不要过量。零食只是三餐的补充，摄入量不能影响正餐的进食量。

贴士

　　学龄前儿童除了保证每日三次正餐外，还应安排吃两次零食。要注意吃零食时间也不要离正餐太近，以免影响孩子吃正餐的胃口。

3. 暴饮暴食不健康，过度节食要避免

　　暴饮暴食是指在较短时间内摄入大量食物或饮料的一种饮食行为，如不及时调整，进一步发展可能成为暴食障碍和神经性贪食症。

　　应采取以下措施防止暴饮暴食：

（1）认识暴饮暴食对健康的危害。

（2）调整心理状态，及时疏解压力。

（3）积极治疗心理疾病。

（4）尽量在家吃饭，少聚餐，营造愉悦就餐氛围。

（5）享受美食的同时，注意饮食有度有节。

　　节食是一种有意识控制食物摄入的饮食行为。许多人节食是为了减轻体重，但是盲目节食反而容易导致饮食失调，结果往往是体重增加，事与愿违。这是因为过度节食会让人没有饱足感，内心更渴望食物，如果自控力稍有下降，就会"报复性"地一次性摄入更多的食物。当出现这种"报复性"地补偿进食，没有达到"节食"目标的时候，他们又会感到心情沮丧，倾向于用暴饮暴食来掩饰或转移情绪，如此反复，形成恶性循环。

　　有的人为了减肥，还通过催吐，或者增加高强度运动量来消耗能量，如果不及时调整，过度关注体重和身材，再加上情绪等其他因素的影响，很可能会导致饮食障碍。饮食障碍会引起消化等系统的功能紊乱，严重损害身体健康，甚至会引起死亡。

因此，过度节食减肥是不可取的。一旦发现由于过度节食导致的营养不良，要及早就医；需要时，在医生的指导下进行矫正和治疗。

贴士

适度节食是在平衡膳食的基础上，在满足各种营养素需要的前提下，适度减少能量摄入。适度节食能减轻体重，也能做到相对的膳食平衡。

轻断食膳食模式，也称为间歇式断食、5∶2模式，即1周5天正常进食，其他2天（非连续）则摄取平常的1/4能量（女性约500kcal/d，男性约600kcal/d）的饮食模式。轻断食模式在一定程度上有益于肥胖患者的体重控制和代谢改善。该方法应在营养师或医师指导下进行，并规律追踪、评估代谢指标的变化。

4. 挑食偏食要改正

偏食是指对某些食物的偏好，日常表现为只吃自己喜欢吃的食物，而不吃或很少吃其他食物的饮食行为。挑食是指对食物的挑剔行为，在食物中挑来拣去、过度挑选的饮食行为。

（1）应采取以下措施防止偏食挑食：

1）充分认识偏食挑食对营养摄入及健康的危害。

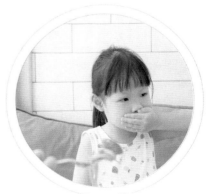

2）尝试吃原来不吃的食物。

3）变换烹调方式。

（2）当孩子出现偏食挑食时，家长需要：

1）及早发现，分析原因，并及早纠正。

2）家长可以调整食谱，增加食物的多样性，提高孩子对食物的接受程度。

3）通过参与食物的选择、购买、准备和烹饪，让孩子了解和认识食物，帮助孩子养成珍惜粮食、不浪费食物的好品质。

4）家长要对孩子健康的饮食行为及时给予口头表扬和鼓励，激发孩子进步的动力。

5）家长自己首先要做好孩子的榜样，通过言传身教帮助孩子形成健康的饮食观念和行为。

5. 足量饮水益健康

水是膳食的重要组成部分，是一切生命必需物质，也是输送营养、促进食物消化吸收代谢的重要载体。水的需要量主要受年龄、环境温度、身体活动等因素的影响。一般来说，健康成年人每天需要水 2 500ml 左右，其来源有饮水、食物中含的水和体内代谢的水。在温和气候条件下生活的低身体活动水平的成年人每日饮水 1 500~1 700ml（7~8 杯水）。在高温或身体活动水平增加的条件下，应适当增加。饮水不足会对健康造成危害（表 2-6-1）。

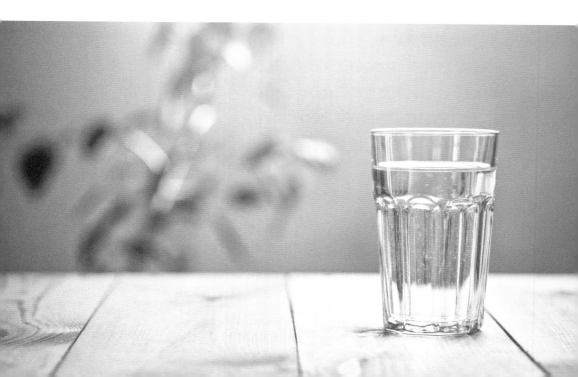

表 2-6-1　体内失水程度与相应症状

体重下降程度 /%	症状
1	开始感到口渴,影响体温调节功能,并开始对体能产生影响
2	重度口渴,轻度不适,压抑感,食欲减低
3	口干,血浓度增高,排尿量减少
4	体能降低 20%~30%
5	难以集中精力,头痛,烦躁,困乏
6	严重的体温控制失调,并发生过度呼吸导致的肢体末端麻木和麻刺感
7	热天大量身体活动,且不及时补充水分和电解质,可能发生晕厥

应主动喝水、少量多次，不要等到口渴了再喝水。可早、晚各喝 1 杯水，其他时间里可以每 1~2 小时喝一杯水。睡前喝一杯水，有利于预防夜间血液黏稠度增加。睡眠时由于呼吸作用、隐性出汗和尿液分泌等，不知不觉会丢失水分。起床后虽无口渴感，但体内仍会因缺水而血液黏稠，喝水可降低血液黏度，增加循环血容量，建议早晨起床后空腹喝一杯温开水。进餐前不要大量饮水，否则会冲淡胃液，影响食物的消化吸收。

在保证足量水分摄入的同时，也应注意水分的来源。白水廉价易得，安全卫生，不增加能量，不用担心"添加糖"带来的健康风险，建议首选白水；包装饮用水如矿泉水等，也可以酌情选用。不建议长期饮用纯净水。

6. "渴"的身体信号

判断身体缺水的简便易行的办法是根据口渴、排尿次数、尿液量和颜色来判断机体的水合状态。

（1）口渴

出现口渴已经是身体明显缺水的信号。因此，应该主动喝水，避免出现口渴现象。

（2）排尿次数和排尿量

成年人每天排尿次数为 4~8 次，每天排尿量为 500~4 000ml，每次排尿量约为 300ml。排尿次数和排尿量多少与水摄入量密切相关。当机体排尿次数和尿液量比平时减少时，提示水分摄入过少，机体可能出现缺水状态。

（3）尿液颜色

健康成年人的正常尿液颜色是略带透明黄色。当饮水过少时，尿液被浓缩，尿液颜色加深，并随缺水程度的增加而加深。因此，可以采用尿液比色卡来判断机体的水合状态。尿液比色卡将尿液颜色的深浅分成若干个等级，通过将自己的尿液颜色与尿液比色卡进行比对，可判断尿液颜色处于的等级，进而判断水合状态。水分摄入充足时，正常的尿液颜色为透明黄色或是浅黄色。当尿液颜色加深，呈现黄色时，机体可能摄入水分较少，存在脱水状态；呈现较深黄色和深黄色时，提示机体水分不足或缺少水分，处于脱水状态。

尿液颜色和水合状态

颜色		水合状态
透明黄色		水分充足，水合状态适宜
浅黄色		水分充足，水合状态良好
黄色		水分较少，存在脱水风险
较深黄色		水分不足，脱水状态
深黄色		缺少水分，脱水状态

7. 不喝或少喝含糖饮料

含糖饮料的主要配料其实就是水和添加糖，有的还会为了风味和感观更好，添加一些食用香精和色素等。目前我国饮料市场中超过半数饮料都是含糖饮料。但是，为了健康，含糖饮料要少喝。

为什么要少喝含糖饮料呢？

首先，是因为含糖饮料营养价值低。含糖饮料营养成分比较单一，主要是水和碳水化合物，其含有的蛋白质、维生素、矿物质比较少。

其次，含糖饮料会让人摄入大量添加糖。生活中，经常一不小心就喝掉 500ml 的一瓶饮料，这样的结果就是摄入大量的糖。研究表明，过多摄入含糖饮料可增加龋齿、超重肥胖、2 型糖尿病、血脂异常等的发生风险。

有些人尤其是儿童不喜欢没有味道的白水，可以在水中加入新鲜柠檬片、乌梅、山楂片或薄荷叶来增加水的味道，也可以考虑饮用一些传统饮品，如夏日里常喝的绿豆汤，以及在制作过程中不添加糖的酸梅汤等。

8. 饮茶的学问

茶水是指用白水冲泡茶叶形成的水，除了茶叶中的天然成分，不含其他成分。

我国是茶的起源地，饮茶历史悠久。茶叶一般按加工工艺分为六大类，即绿茶、红茶、黄茶、白茶、乌龙茶和黑茶。中国人饮茶，有的是为了解渴，有的是喜欢风味，有的是为了健康养生，还有的是喜欢茶叶的文化和氛围。

我国传统文化中很早就把茶叶和健康联系在了一起。现代研究证明，茶叶中含有茶多酚等多种对健康有益的成分，经白水浸泡，可以溶出到茶水中。经常适量饮茶，

温馨提示

茶饮料属于饮料，一般还含有添加糖和其他调味剂。

不但可以补充水分，而且对健康有益。

提醒大家，注意下面三点，喝茶才会更健康：

（1）不要喝浓茶

茶叶中的鞣酸会影响食物中铁吸收。缺铁性贫血的人更要注意少喝浓茶。

（2）不要喝太烫的茶

茶水温度过高，会对口腔和消化道黏膜造成慢性损伤，增加食管癌的发生风险。

（3）喝茶时间要考虑

茶叶中含有咖啡因，会影响对咖啡因敏感者的睡眠。这类人群要特别注意自己适宜的饮茶时间和饮茶量，以免影响睡眠。

贴士

认 识 茶

类别	加工方法
绿茶	以鲜叶为原料，经杀青、揉捻、干燥等加工工艺制成
红茶	以鲜叶为原料，经萎凋、揉捻(切)、发酵、干燥等加工工艺制成
黄茶	以鲜叶为原料，经杀青、揉捻、闷黄、干燥等加工工艺制成
白茶	以特定茶树品种的鲜叶为原料，经萎凋、干燥等加工工艺制成
乌龙茶	以特定茶树品种的鲜叶为原料，经萎凋、做青、杀青、揉捻、干燥等特定工艺制成的产品
黑茶	以鲜叶为原料，经杀青、揉捻、渥堆、干燥等加工工艺制成

对特殊人群的建议

1. 婴幼儿

- 6 月龄内婴儿回应式喂养，建立良好的生活规律。
- 纯母乳喂养的婴儿不需要喂水。
- 7~24 月龄婴儿提倡回应式喂养，鼓励但不强迫进食。

2. 儿童

- 学龄前儿童应规律就餐，自主进食，培养健康饮食行为。
- 儿童青少年应足量饮水，合理选择零食，不喝含糖饮料，培养健康饮食行为。

3. 备孕和孕期妇女

- 孕吐严重者，可少量多餐，保证摄入含必需量碳水化合物的食物。

4. 乳母

- 多喝汤和水，限制浓茶和咖啡。

5. 老年人

- 对高龄老年人应多种方式鼓励进食，保证充足食物摄入，吃好三餐、少量多餐、规律进餐。

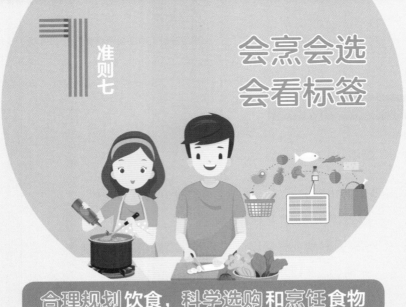

准则七

会烹会选
会看标签

合理规划饮食，科学选购和烹饪食物

会选食物

认识食物，选择高营养密度的食物

选择当季当地食物

按需选购、备餐

会烹调，做好营养配餐

学会烹饪、设计食谱

减少油盐糖用量

善用天然食物或香料调味

学会使用新兴烹饪工具

会看食品标签

会看营养成分表

会看配料表

选择保质期内食品

慎选
高盐、高油、高糖食品

营养成分表示例		
项　目	每份(30g)	营养素参考值%
能　量	605kJ	7%
蛋白质	1.7g	3%
脂　肪	4.0g	7%
—反式脂肪酸	0g	无
碳水化合物	25.2g	8%
钠	256mg	13%

在外就餐，不忘适量与平衡

按需点菜，份量适宜

荤素搭配，食物多样

会提营养诉求

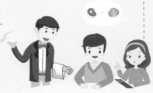

准则七

会烹会选，会看标签

提 要

食物是人类获取营养、赖以生存和发展的物质基础，认识并会挑选食物，可满足人体对各种营养素的需求。从选材到餐桌步步为营，在生命的各个阶段都做好健康饮食规划，保障营养素供应的充足性，满足个人和家庭对健康美好生活的追求。

不同类别食物中含有的营养素及有益膳食成分的种类和数量不同，每人或每个家庭均应有每天的膳食设计和规划，按需选购备餐，按类挑选优质蛋白质来源和营养素密度高的食物；优选当地、当季新鲜食物，按照地方习俗和个人喜好自由搭配组合。烹调是膳食计划的重要组成部分，学习烹饪，做好美食，可以最大化地保留食物营养价值、控制食品安全风险，又可尽享食物天然风味，是平衡膳食的具体实践，也是我国传统膳食模式的传承，适当选取有利于环境保护的便捷烹调工具是值得推荐的。

加工食品在人们膳食中的比例日渐增大，学会读懂预包装食品标签和营养标签，了解原料组成、能量和核心营养成分含量水平，慎选高盐、高油、高糖食品，作出健康聪明选择。对于外卖食品或在外就餐的菜品选择，应根据就餐人数确定适宜份量，做到荤素搭配，并主动提出健康和营养诉求。

核心推荐

- 在生命的各个阶段都应做好健康膳食规划。
- 认识食物，选择新鲜的、营养素密度高的食物。
- 学会阅读食品标签，合理选择预包装食品。
- 学习烹饪、传承传统饮食，享受食物天然美味。
- 在外就餐，不忘适量与平衡。

解 读

1. 认识食物

食物一般按营养特点分为五大类：第一类为谷薯类，包括谷类（包含全谷物）、薯类和杂豆类；第二类为蔬菜和水果类；第三类为动物性食物，包括畜、禽、鱼、蛋、奶类；第四类为大豆和坚果类；第五类为纯能量食物，包括烹调用油、食糖等。

在每天的膳食计划中，要保证五大类食物都吃到。每天膳食中应尽量包含这五大类食物，以达到平衡膳食。具体到每种食物怎么选择，可以根据日常生活习惯调配。

表 2-7-1　各类食物提供的主要营养素

食物组	提供主要营养素	主要品种
谷类	碳水化合物、蛋白质、膳食纤维、维生素 B_1 等维生素、铁、锌、镁等	稻类（粳米、糯米、籼米） 麦类（小麦、大麦、燕麦、黑麦） 杂豆类（绿豆、红小豆、芸豆等）
薯类	碳水化合物、膳食纤维、钾	马铃薯、甘薯等 山药、芋头也属于薯类，常作为蔬菜食用

续表

食物组	提供主要营养素	主要品种
蔬菜	β-胡萝卜素、叶酸、钙、钾、维生素C、膳食纤维；也是植物化合物的良好来源，如多酚类、类胡萝卜素、有机硫化合物等	深色蔬菜，如绿色、红黄色、紫色蔬菜 浅色蔬菜，如白色蔬菜 淀粉类蔬菜，如藕、芋头 菌藻类
水果	维生素C、钾、镁和膳食纤维（果胶、半纤维），也是植物化合物的良好来源	仁果（苹果、梨等） 核果（桃、杏、枣等） 浆果（葡萄、草莓等） 柑橘类（橙、柑橘、柚等） 瓜果类（西瓜、哈密瓜等） 热带和亚热带水果（香蕉、菠萝、芒果等）
畜禽肉和水产类	优质蛋白质、脂类和脂溶性维生素、维生素 B_6、维生素 B_{12} 和硒等。鱼油含有 DHA 和 EPA 脂肪酸	畜类，包括猪、牛、羊等 禽类，包括鸡、鸭、鹅等 水产类，包括鱼、虾、蟹、贝类等
蛋类	优质蛋白质、脂类、磷脂、维生素和矿物质	鸡蛋、鸭蛋、鹅蛋、鹌鹑蛋等
奶类	优质蛋白质、钙、B族维生素等；酸奶、奶酪还提供益生菌	牛奶、酸奶、芝士（奶酪）、奶粉等
大豆	蛋白质、脂肪、维生素E、磷脂、大豆异黄酮、植物甾醇等	豆浆、豆腐、豆腐干、素鸡、豆皮、豆芽等
坚果	脂肪、必需脂肪酸、蛋白质、维生素E、B族维生素、矿物质等，栗子富含淀粉	树坚果，包括核桃、栗子、杏仁等 种子，包括花生、瓜子等
烹调油	脂肪和必需脂肪酸	各种植物油和动物油

2. 鼓励"多吃"和应该"少吃"的食物

贴士

"多吃"和"少吃"是一个相对的概念，不是绝对的"全吃"或"不吃"，而是在食物供应总量一致、能量摄入平衡的前提下，对同类不同种食物选择的数量或食用频率多与少的比例关系。

（1）鼓励"多吃"的食物

从我国居民目前食物摄入现状看，全谷物、水果、奶、大豆和坚果摄入量相对较低，适量增加这些食物消费对降低慢性疾病发生风险有一定保护作用，因此鼓励"多吃"。

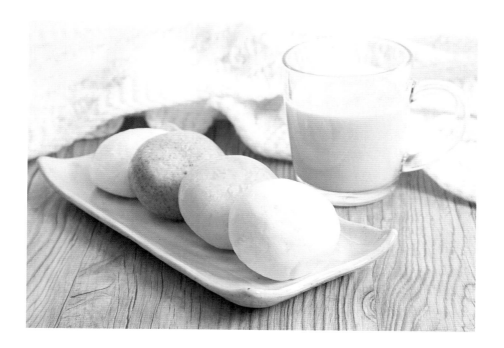

贴士

全谷物与精制谷物相比，膳食纤维和维生素 B_1、钾、镁等营养素密度更高。

深绿色蔬菜和红黄色蔬菜中维生素 K、β- 胡萝卜素、叶酸、维生素 C 及多酚等植物化学物含量丰富。

乳及乳制品是钙的良好来源。

（2）应该"少吃"的食品

应少吃深加工的食品。一般而言，深加工食品中脂肪、糖和盐等限制性成分的含量水平都偏高，减少油、盐、糖摄入是科学界共识。加工果蔬和肉制品与生鲜食品相比，维生素会有一定程度损失破坏，油、盐、糖等添加成分含量则大大增加，可以通过看营养标签或比较能量密度和营养素密度加以选择。

表 2-7-2　可以"多吃"和应该"少吃"的食物举例

食物类	可以"多吃"的食物	应该"少吃"的食物
谷薯类	糙米饭、全麦面包、玉米粒、青稞仁、燕麦粒、荞麦、莜麦	精米饭、精细面条、白面包、精制麦片
	二米饭、豆饭、蒸红薯、八宝粥	油条、薯条、方便面、调制面筋（辣条）
蔬菜类	绿叶蔬菜、羽衣甘蓝、西蓝花、胡萝卜、番茄、彩椒、红辣椒、南瓜、西葫芦等	各种蔬菜罐头、干制蔬菜、蔬菜汁等
水果类	苹果、橘子、橙子、西瓜等当地当季新鲜水果	各种水果罐头、蜜饯等水果制品及果汁饮料
畜禽肉类	新鲜的瘦肉、禽肉、各种鱼等水产类	熏肉、腌肉、火腿、肥肉等,肉(鱼)罐头、肉(鱼)丸等加工制品
乳类	纯牛奶、脱脂牛奶	炼奶、奶油
水和饮料	水、茶水、无糖咖啡	果味饮料、碳酸饮料、含糖乳饮料等,酒及含酒精饮料

3. 合理搭配，科学烹饪

许多人会说"要达到膳食指南的标准太难了，普通人哪有这个工夫啊？"其实，吃得营养并没有那么难。教大家一个方法：轻松做好膳食设计。

膳食设计，就是提前安排好一天的食物，正餐、加餐以及零食、茶点等所有食物都要包括，从食材到烹调方法都要考虑，以平衡膳食为基本准则，设计好每人、每家的一日膳食。

科学的方法应该是根据每个人的能量和营养素需要量，设计合理的谷薯类、蔬菜水果、鱼禽肉蛋、奶豆坚果及烹调用油盐等各类食物的食用量。对普通百姓而言，身体健康的成年人，参考中国居民平衡膳食宝塔的各类食物推荐量就可以了。儿童和老年人也有适合他们的平衡膳食宝塔。另外要注意，这个建议食用量表示的是在一段时间内（比如1~2周）各类食物摄入量的平均值，大家不用苛求每天食物摄入量都精确符合这个标准。

明确一日膳食所需的食物后，可以根据食物特点、餐饮文化习惯等适当搭配，经过适度烹调后，分配在一日三餐及加餐、零食和茶点中。谷类、蔬菜、鱼或肉或蛋类、豆类、烹调用油及盐可以用作主食和菜肴的烹制；水果、奶类可作为加餐或零食，坚果既可做菜肴辅料，也可作为零食组成。

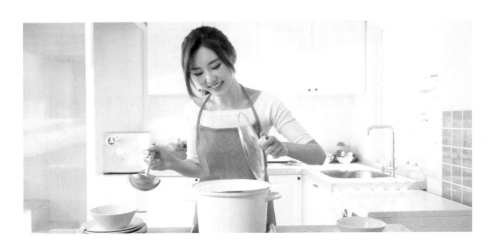

分配餐食时，菜肴同样也可以用小份的方法，每份菜量不过大，根据烹调方法进行变换，享受美食、快乐与健康。含糖饮料、蛋糕茶点等也应计入能量的一部分，如果选用，要相应扣除来自其他供能食物（如主食、肉）的用量比例，建议不要超过能量的 15%。

4. 巧烹饪，更营养

烹调赋予了食物美味，也让食物更容易消化和利用。合理的烹调要根据食物原料采用适宜的烹调方法，一方面降低食品安全风险，另一方面最大化地保留营养，使饭菜更健康。控制油、盐用量，清淡饮食，享受食物自然美味，应该是合理烹调的核心要义。

（1）科学处理食物

烹饪前食物原料要进行必要的清洗，洗涤掉灰尘、杂质、微生物以及农药残留。干制的原料要经过一定的泡发，有些原料干制过程中还会加入食盐，要通过浸水去掉多余的盐。

清洗后的食物在切配时不要切得过细过碎，尤其是蔬菜水果，要先洗后切，且不要放置太长时间，以免有益成分被氧化破坏，食物变色发黄。处理生食或即食的食物，要注意所用刀具、案板，做到生熟分开。

（2）烹调方法首推蒸和煮

烹调方法很多，蒸、煮、炖、煎、炒、烤、炸等都是家庭中比较常用的方法。尽管不同的地方风味对每种饭菜的制作技法有所不同，但制作原理相似。烹调温度和时间是决定烹饪是否得当的决定因素。

贴士

烹调温度过高、时间太长，容易破坏食物的营养成分，并可能产生有害物质，可以采取一些保护措施和适当烹饪方法。

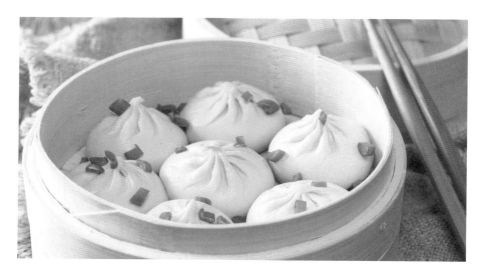

蒸、煮是值得推荐的烹饪方法。蒸制是中国人首创的烹饪方法，利用水蒸气隔水加热，更利于营养素的保留。比如短时间蒸后维生素 A 损失更小（不超过 10%），猪肝蒸熟后叶酸更容易被利用。清蒸鱼比炖鱼、烤鱼、糖醋鱼、水煮鱼等加热时间短，油、盐、糖用量相对较少。

各种烹饪方法对营养素损失的影响

煮：会使水溶性维生素及矿物质溶于水中；

蒸：对食物营养素损失的影响较小；

炖（煨）：水溶性维生素和矿物质溶于汤内，一部分维生素遭到破坏；

焖：营养素损失多少与焖的时间长短成正比，时间越长，水溶性维生素损失越多；

炸：由于温度高，对各种营养素都有不同程度的破坏，尤其是 B 族维生素；

烤：维生素 A 和水溶性维生素受到相当大的破坏。

旺火快炒适用于各类菜肴的烹制。肉菜滑炒前通过挂糊、上浆的方法可以减少食物与热油的过多接触，在一定程度上减少营养素破坏，同时更利于食材入味。

贴 士

不同食物做熟的时间不同，炖肉时可先将肉炖至近熟时再加其他食物，避免营养素损失。

（3）选用健康环保的烹饪工具。

"工欲善其事，必先利其器"，适当的烹饪工具不但能缩短食材的做熟时间，更多保留食材的营养成分，还可以降低能源消耗，减少碳排放，更加节能环保。微波炉、电饭煲、电高压锅、电磁炉、空气炸锅、真空低温烹调机等烹饪工具都可以尝试一下。这些工具由于耗时短，油烟释放少，可以减少油脂的使用，以及高温所引起的致癌物质的产生。

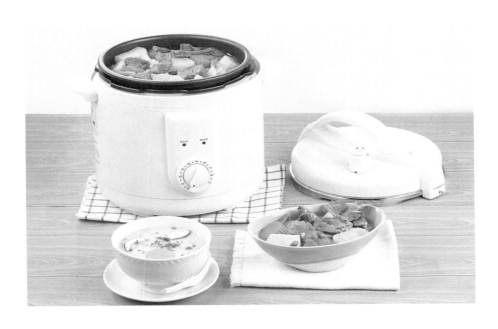

贴士

蒸、煮、炖的加热温度相对较低，为 75~100℃；炒、煎、炸以油为加热介质，温度可达 150~200℃，电烤、炭烤温度分别可达 240℃或 350℃。

5. 购买食品先读懂食品标签

在预包装食品（即通常所说的包装食品）外包装上的食品标签通常标注了食品的生产日期、保质期、配料、质量（品质）等级等，还有一个重要的营养信息，包括营养成分表、营养声称等。因此，购买预包装食品时要注意阅读标签，特别是以下几个方面的信息：

（1）日期信息和储存条件

包装食品上的日期信息包括生产日期和保质期两个方面。购买时尽量选择生产日期较近的，不购买超过保质期的食品。在保质期内的产品，要看食物是否在标示的储存条件下存放，如标签要求冷藏的，卖家却放在常温下，这种食品最好不要购买。

（2）配料表

按照"食物用料量递减"的标示原则，食品配料表按序标示了食品原料、辅料、食品添加剂等信息。通过阅读配料表，可以避免选错食物。例如，要避免摄入反式脂肪酸，就要注意避开配料表中有"氢化植物油""植物奶油""人造黄油"等的食物；要选择糖少的食品，应注意配料表中"蔗糖""果糖"等排在前面还是后面。另外，食品添加剂必须标示，选择时可适当注意。

（3）营养标签

标签上的"营养成分表"，显示该食物所含的能量、蛋白质、脂肪、碳

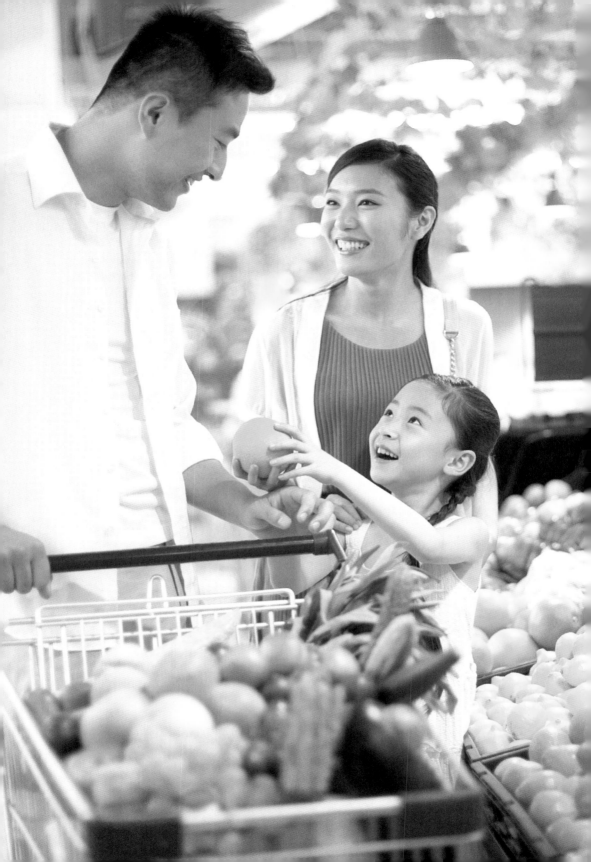

水化合物、钠等食物营养基本信息，还有高钙低糖等营养声称，有助于了解食品的营养组分和特征；营养声称和营养成分功能声称，可以帮助做出更快更好的选择。购买食品看标签，让营养标签成为科学选择食品的好帮手。

某饼干的营养标签如图：

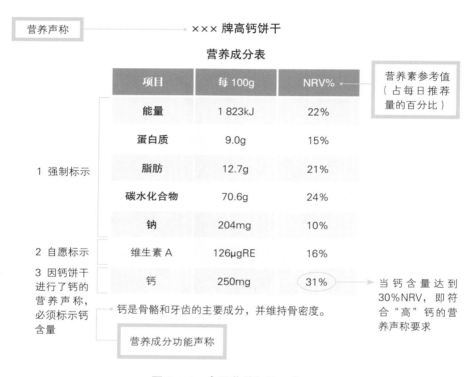

××× 牌高钙饼干

营养成分表

项目	每100g	NRV%
能量	1 823kJ	22%
蛋白质	9.0g	15%
脂肪	12.7g	21%
碳水化合物	70.6g	24%
钠	204mg	10%
维生素 A	126μgRE	16%
钙	250mg	31%

营养声称

营养素参考值（占每日推荐量的百分比）

1 强制标示

2 自愿标示

3 因钙饼干进行了钙的营养声称，必须标示钙含量

钙是骨骼和牙齿的主要成分，并维持骨密度。

营养成分功能声称

当钙含量达到30%NRV，即符合"高"钙的营养声称要求

图 2-7-1　食品营养标签示意图

根据 GB 28050《预包装食品营养标签通则》的规定，能量、蛋白质、脂肪、碳水化合物和钠是营养成分表强制标示的内容。如果预包装食品的配料中含有或生产过程中使用了氢化和／或部分氢化油脂时，在营养成分表中还应标示出反式脂肪（酸）的含量。

买食品，学看营养标签，就会逐渐了解食品中油、盐、糖的含量，并做到聪明选择、自我控制。

读营养标签，选择有这些声称的食品：

无糖	无盐（钠）	无脂肪
低糖	低盐（钠）	低脂肪
减少糖	减少盐（钠）	减少脂肪

6. 在外就餐，三大注意

在外就餐是相对于传统家庭用餐而言，餐馆就餐、食堂就餐、外卖点餐等都包括在内。不过在外就餐的时候，人们很容易摄入更多食物总量，动物性食品和重口味食品摄入更多，如果长期不注意调节，就容易导致肥胖等营养不良性疾病。在外就餐应该注意些什么，才能实现口味、便捷与营养兼得呢？

（1）会提健康诉求

在外就餐，人们习惯了关注食品安全和口味，很少有人对餐品咸不咸、油不油提出诉求。要学会在点餐前向餐厅提出喝白水、少加盐、清淡点等关乎健康的诉求。要知道，消费者对商家提出的健康诉求，对商家而言是向健康菜品转变的一种督促和动力。

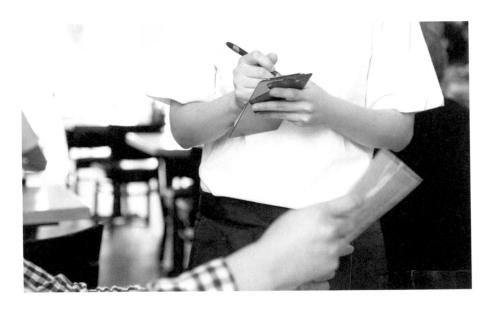

（2）注意荤素搭配

多人就餐，可以先点蔬菜，按（3∶1）~（2∶1）搭配肉菜，尽量用鱼和豆制品代替畜禽肉。如果肉菜已经点得较多，就不要再点油腻重口的菜肴。如果是一个人吃饭，可以选择一两个有荤有素的菜肴。另外要注意搭配水果和奶类。

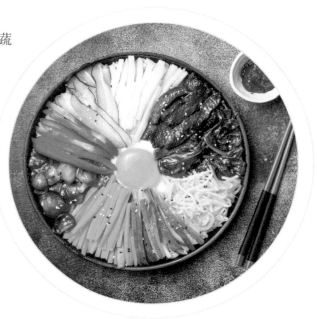

（3）节俭不浪费

点餐的数量太多不但会导致能量过剩"堆"在身上，同时也是食物浪费的不良行为。多人就餐注意点餐不要过量，一人就餐时可通过选用"小份"菜肴来达到食不过量、多样搭配的目的。另外，在外就餐对主食的选购常会两极分化，要不忽视主食（尤其是聚餐时）造成主食摄入偏低；要不只吃主食，如面条、炒饭、炒饼，或者由高淀粉食物做成饭菜，如粉条、土豆丝＋米饭，不仅种类比较单一，而且大多是精白米面。所以点餐时要注意主食的种类，调换或搭配一些杂粮或杂豆，平衡一下食用数量。

贴士

建议餐厅可以在菜谱上给出清淡、微咸、较咸的备选项，或者咨询消费者就餐体验：太淡、适口、很咸。

对特殊人群的建议

1. 婴幼儿

- 认真挑选婴幼儿辅食，或单独制作。
- 从泥糊状食物开始，逐渐过渡到固体食物。

2. 儿童

- 认识食物和学习营养知识。
- 参与食物的准备和烹饪。

3. 老年人

- 适当选择和加工，使食物细软易消化。
- 合理选择强化食物和营养素补充剂预防微量营养素摄入不足。
- 合理使用特医食品。
- 有吞咽障碍的老年人，要调整食物质构，流体食品黏度适当、固态食品不易松散、密度均匀顺滑，减少进食引起呛咳误吸的风险。

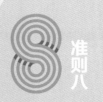

准则八

公筷分餐
杜绝浪费

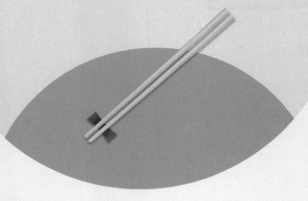

讲究饮食卫生

变质
腐烂
食物

选择**新鲜卫生**的食物

做好日常食物储存

食物制备**生熟分开**

熟食二次加热要热透

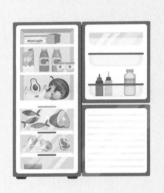

珍惜食物，杜绝**浪费**

珍惜食物，按需选购

适量**备餐**，提倡**分餐**

小份量，**光盘行动**

外出就餐，按需点菜

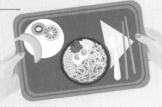

公筷分餐，树**饮食文明**新风

家里家外

分餐份餐

公勺公筷

回家吃饭，
享受**亲情**

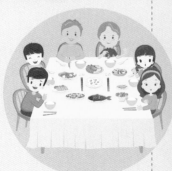

准则八

公筷分餐，杜绝浪费

提　要

　　饮食卫生是实现平衡膳食和营养保障的前提，与现代文明同步相随。日常饮食卫生应首先注意选择新鲜卫生的食物，不食用野生动物，使用公筷公勺、采取分餐或份餐等措施，防控食源性疾病发生和传播。

　　勤俭节约是中华民族的传统美德，食物资源宝贵、来之不易。应尊重劳动付出，珍惜食物，杜绝浪费。倡导饮食新风尚，不铺张，传承卫生文明用餐方式，提高大众健康水平，少聚餐、多在家吃饭，尊重食物和享受亲情，对我国社会可持续发展、保障公共健康具有重要作用。

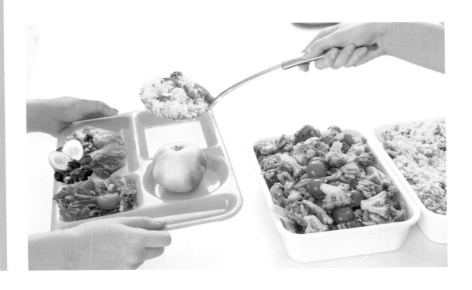

核心推荐

- 选择新鲜卫生的食物，不食用野生动物。
- 食物制备生熟分开，熟食二次加热要热透。
- 讲究卫生，从分餐公筷做起。
- 珍惜食物，按需备餐，提倡分餐不浪费。
- 做可持续食物系统发展的践行者。

解 读

1. 选择新鲜食物，注意饮食卫生

（1）吃新鲜的食物——健康加美味

新鲜食物营养成分充足。食物如果储存时间过长，就会由于自身内部的化学反应以及微生物生长繁殖而发生变化。选购食物时应该如何辨别食物是否新鲜呢？首选当地当季食物，还可通过用眼睛看、鼻子嗅、用口品尝和用手触摸等方式，也能够对食物的色、香、味和外观形态进行综合性地鉴别和评价。

1）畜禽肉类

鲜肉的肌肉有光泽感、颜色均匀、脂肪白色（牛、羊肉，或为淡黄色），外表微干或微湿润、不粘手，指压肌肉后的凹陷立即恢复，具有正常气味。

不新鲜肉的肌肉无光泽，脂肪灰绿，外表极度干燥或粘手，指压后的凹陷不能复原，留有明显痕迹，可能有臭味。

不新鲜禽类眼球干缩、凹陷，角膜浑浊污秽，口腔上带有黏液，体表无光泽，皮肤表面湿润发黏，肉质松散、呈暗红、淡绿或灰色。

2）蛋类

鲜蛋的蛋壳坚固、完整、清洁、常有一层粉状物，手摸发涩，手感发沉,灯光透视可见蛋呈微红色。不新鲜蛋的蛋壳呈灰乌色或有斑点、有裂纹,手感轻飘,灯光透视时不透光或有灰褐色阴影。打开常见到粘壳或者散黄。

如果在市场上购买的鸡蛋外壳比较脏,说明没有经过清洗,鸡蛋的角质层保持完整,是不用冷藏的。这种鸡蛋在室温下可以保存 2 周。如果我们买回来的鸡蛋外壳是非常干净的,说明是已经清洗过的鸡蛋,购买后就需要冷藏。

3）鱼类

鲜鱼的体表有光泽,鳞片完整、无脱落,眼球饱满突出,角膜透明清亮,鳃丝清晰呈鲜红色,黏液透明,肌肉坚实有弹性。

不新鲜的鱼体表颜色变黄或变红,眼球平坦或稍陷,角膜浑浊,鳃丝粘连,肌肉松弛、弹性差,腹部膨胀,甚至有异臭气味。

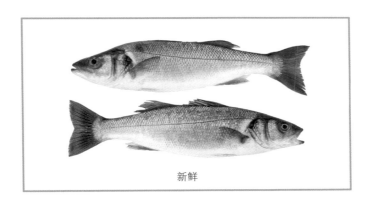

新鲜

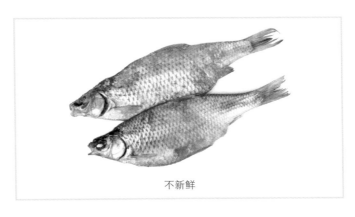

不新鲜

4）奶类

新鲜奶为乳白色或稍带微黄色，呈均匀的流体，无沉淀、凝块和机械杂质，无黏稠和浓厚现象，具有特有的乳香味，无异味。

不新鲜的奶从表面看为浅粉红色或显著的黄绿色，呈稠而不匀的溶液状，有致密凝块或絮状物，有明显的异味。如果加热则变成豆腐渣样，那就更容易识别。

酸奶、奶酪比较耐储藏，但酸奶和奶酪其实始终处于发酵过程中，尽管这种变化很慢，但时间太长了也会变酸、变质，所以需要冰箱储存。

5）豆腐

新鲜豆腐呈均匀的乳白色或淡黄色，稍有光泽，具有豆腐特有的清香，块形完整，软硬适度，有一定的弹性，质地细嫩，无杂质。

不新鲜豆腐呈深灰色、深黄色或者红褐色，表面发黏，有馊味等不良气味，块形不完整，组织结构粗糙而松散，触之易碎，无弹性，有杂质。

（2）食物储存要恰当，冰箱不是"保险箱"

食物合理储存的主要目的是保持新鲜，避免污染。对于不同食物应有相应的储藏方式。

粮食、干果类食品储藏原则：低温、避光、通风、干燥。经常采取的措施是防尘、防蝇、防鼠、防虫及防止霉变。例如，袋装米面可在取后将袋口扎紧，并存放在阴凉干燥处。

肉类、水产品、水果、蔬菜、奶制品及豆制品储藏原则：根据食物特性和标明的储存条件存放，并在一定期限内吃

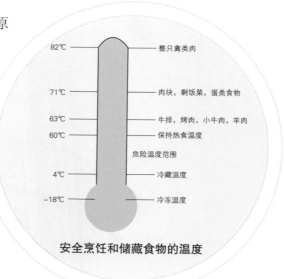

82℃	整只禽类肉
71℃	肉块，剩饭菜，蛋类食物
63℃	牛排，烤肉，小牛肉，羊肉
60℃	保持热食温度
	危险温度范围
4℃	冷藏温度
-18℃	冷冻温度

安全烹饪和储藏食物的温度

完，避免食物不新鲜或变质。例如，肉类可以切成小块分别装袋后放入冰箱冷冻室，食用时取出一袋即可。

4~60℃是食物容易发生变质的危险温度范围，应尽可能地减少食物在此温度范围的时间。一般低温储藏分为冷藏和冷冻。常用冰箱的冷藏温度是4~8℃，冷冻温度为 –23~–12℃。

冷藏或冷冻食物只可以减慢细菌的生长速度，但部分微生物仍能生长。因此，并非将食物放入冰箱内便是一劳永逸了，冰箱不是"保险箱"。

贴士

冰箱储存食物的建议

- 不要塞太满，冷空气需要足够的循环空间来保证制冷效果。
- 生熟食物别混放，熟食在上，生食在下。
- 剩饭菜在冰箱中存放后尽快吃完，重复加热不能超过一次。
- 定期检查冰箱，发现食物有变质腐败迹象要马上清除。
- 定期清洗冰箱，擦洗冰箱内壁及各个角落。

（3）购买新鲜卫生的食物

新鲜卫生的食物就是指食物干净，无污染，无可见腐烂，包装无破损。如果食物被细菌、寄生虫、病毒、化学物质等污染，食用后就会导致食源性疾病。食源性疾病最常见的症状是腹痛、呕吐和腹泻，应及时处理或就医。

（4）"野味"不安全因素无处不在

或者是出于医（药）食同源的传统观念，或者是出于对新鲜食物的猎奇心理，许多人错误地认为野生动物不仅味道好，而且有滋养和某些药用功效。因此，野生动物依然被奉为餐桌美食，食用野生动物的现象在我国部分地区还存在。大多数野生动物通常携带大量寄生虫、细菌和病毒等病原体，这些病原体如果在猎捕、运输、饲养、宰杀、储存、加工和食用过程中扩散、传播，很容易导致食源性疾病发生；而且绝大多数野生动物无法进行检验检疫。

面对滥食野生动物所引发的人类疾病和重大公共卫生安全问题，2020年2月24日，全国人大常委会决定，全面禁止食用包括人工繁育、人工饲养类在内的陆生野生动物。随后，我国各地都陆续修订了野生动物保护条例，其中，新版《北京市野生动物保护管理条例》明确规定，禁止商场、超市、农贸市场等商品交易场所、网络交易平台，为违法买卖陆生野生动物及其制品等提供交易服务。酒楼、饭店、民宿、食堂等餐饮服务提供者不能购买陆生野生动物。作为消费者，我们应该做到不猎杀、不购买，保护野生动物更保护自己健康。

2. 生熟分开，熟食二次加热要热透

（1）生熟需分开

在食物清洗、切配、储藏的整个过程中，生熟都应分开。

生食品是指制作食品的原料，如鱼、肉、蛋、禽、菜、粮等。生的食物，特别是畜、禽、水产品及其汁水中可能会带有致病性微生物；蔬菜根、蛋壳等也是沾染致病微生物和化学物的来源。

熟的食物，除了熟肉、火腿肠等，也包括不经加热直接入口的水果、蔬菜、沙拉等。

处理生食物要用专用器具。家中的菜刀、砧板，容器均应生熟分开。包括洗菜盆、肉类盆也应分开，避免可能的交叉污染。

在烹饪中，应常常洗手，避免蛋壳、生肉的污染。

在冰箱存放生熟食品，应分格摆放；直接可食用的熟肉、火腿肠、即食的凉菜等应严格与生食物分开，并每样独立包装。

（2）加热要熟透，掌握"火候"保安全营养

适当温度的烹调可以杀死几乎所有的致病性微生物。研究表明，烹调食物达到70℃或以上时，有助于确保安全食用。因此，在对食物卫生状况没有确切把握的情况下，彻底煮熟食物是保证饮食安全的一个有效手段，尤其对于畜、禽、蛋和水产品等微生物污染风险较高的食品。

一般中餐烹饪时，应该彻底煮熟食物直至滚烫，然后进行检查：对于肉类和家禽，应确保一定煮煨炖的时间，观察肉不是呈淡红色，切开已煮熟的肉时，不应带血丝，汤汁是清的；对于蛋类，应确保蛋黄已经凝固；烹煮海鲜或炖汤、炖菜时，要把食物煮至沸腾，并持续煮沸至少一分钟。

隔顿、隔夜的剩饭在食用前须彻底再加热，这样可以杀灭储存时增殖的微生物，且致病菌在熟食品中比在生食品中更易繁殖，因此决不能忽视熟食的二次加热过程。如果发现食品已经变质时，应果断丢弃，因为一些微生物产生的毒素靠加热是消除不了的。

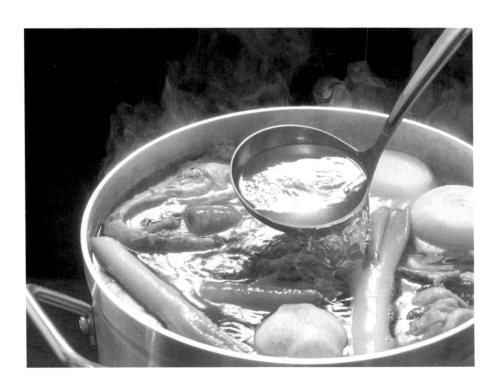

关键措施：

1）观察食物是否煮熟；

2）用专用食物温度计检查中心温度是否达到 70℃。确保食物温度计不接触骨头或容器的内侧；为了避免生熟食物的交叉污染，每次用完温度计后一定要经过清洁和消毒。

3）二次加热要热透。

温馨提示

只有保障食物的安全，才能更好地从食物中获得营养，促进健康。

3. 食物过敏不能忽视

部分人群会对某类食物或食物中的某些成分发生过敏反应，通常累及呼吸道、皮肤和消化道，称为食物过敏。虽然食物过敏只影响小部分人群，但它对这类特定人群可能造成较大的危害，因此也作为食品安全的一个重要方面。

我国食品安全国家标准 GB 7718—2011《预包装食品标签通则》中，列出了常见的八类过敏原，包括：

含有麸质的谷物及其制品（如小麦、黑麦、大麦等）。

甲壳纲类动物及其制品（如虾、蟹等）。

鱼类及其制品。

蛋类及其制品。

花生及其制品。

豆类及其制品（大豆、豌豆、蚕豆等）。

乳及乳制品（包括乳糖）（牛奶、山羊奶等）。

坚果及其果仁类制品（如杏仁、胡桃、榛子和腰果等）。

因此，有家族过敏史或者既往有过敏经历的人群，购买食物时，应注意避免摄入相应食物。预包装食品配料表或者标签上的过敏原信息标示很重要。如配料表中标示的牛奶、鸡蛋粉、大豆等；在邻近配料表的位置如：

"含有……""可能含有……""此生产线也加工含有……的食品"等。既往有食物过敏史的消费者购买预包装食品时，应注意以上有关信息。

4. 家里家外，分餐份餐，公勺公筷

分餐或份餐是养成良好的饮食习惯、兴新食尚的开始。无论是学校还是家庭，都应当按科学的饮食原则进行合理分餐，搭配合理，荤素均衡，更易于控制进餐食物份量，保证营养平衡。若长期坚持，不仅能够培养人们健康的饮食习惯，还可以减少食物浪费、预防经口传播疾病，一举多得。

（1）在家吃饭、公勺公筷

在家吃饭，一家人围坐一桌，分享共同的菜食，同一份味道，你一筷、我一勺，不分彼此。这种饮食方式是我国传统文化的重要部分，也构成了传统意义上的亲密和情感交流。

但是这种"不分彼此"的合餐，却存在着细菌与病毒传播的饮食安全风险。根据世界卫生组织统计，疾病的各类传播途径中，唾液是最主要的途径之一。唾液可传播甲肝、禽流感、肠道病毒（诺如病毒）、幽门螺杆菌等。我国是胃癌等肠胃疾病高发病率国家之一，超过世界平均水平，也与我们的饮食方式有关。

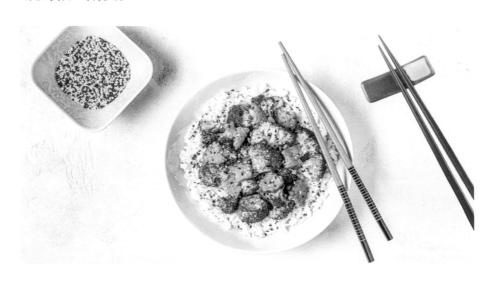

因此，在家也要分清"你、我"，采用分餐或使用公勺公筷，以减少相互之间饭菜、手、唾液等的接触，并做到夹菜盛汤用公筷公勺，相互不乱用碗筷。从每个家庭开始，改变在家用餐习惯、树立文明用餐新风。

（2）餐馆吃饭，分餐份餐，公勺公筷

餐馆就餐，多人围桌聚餐，互相夹菜，唇沫接触，也凸显出饮食卫生问题。公共餐饮应该积极推动文明餐桌，在保证公筷公勺的同时，也要积极推动分餐份餐。分餐不仅在一定程度上减少细菌病毒传播，还能更好地控制食物摄入量，避免营养过剩及食物浪费。

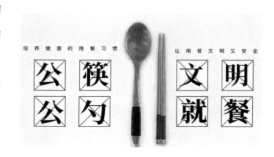

贴士

分餐就是就餐者每人获得一份饭菜，自己享用，以减少飞沫和细菌病毒的传播、相互污染。分餐制形式包括服务员在餐桌分餐、上菜前分餐、自助餐、"一人食"等。

餐饮企业可以根据自身业态情况，采用适合的分餐方式，例如宴会实行服务员分餐制；会议用餐采用自助餐形式；快餐和外卖送餐实行一人一份用餐方式等。

餐饮单位卫生信誉度等级

食品卫生信誉度级别	卫生许可审查结果	日常卫生监督管理量化评价结果
A级	良好	良好
B级	良好	一般
C级	一般	一般

在外就餐时，应尽量选择卫生信誉度在B级及以上的餐饮单位！

5. 珍惜食物，不浪费

（1）要知盘中餐，粒粒皆辛苦

"一粥一饭，当思来之不易；半丝半缕，恒念物力维艰。"这句古训传达的是对勤俭的倡导，对奢靡的摈弃。一粒种子，需要经过农民的辛劳耕耘、播种、灌溉、收割，才能孕育为粮食，走上我们的餐桌。春天播种，秋天收成。无数人付出的辛勤劳动，才能让我们享受舌尖上的美味，从食物中获得营养。我们应该珍惜粮食、敬畏食物、尊重为我们生产和制作食物的人。

（2）从我做起，对舌尖上的浪费说"不"

"民以食为天"，食物对于国家、家庭和个人都是最重要的。我们要从现在做起，从自己做起，尽可能减少食物浪费。

1）按需选取食物

采购食物前做好计划，比如考虑几个人吃，每个人的饭量、喜好，以及多少天吃完。容易变质的食物应少量购买，并且依据食物特性选择适宜的储藏方式。

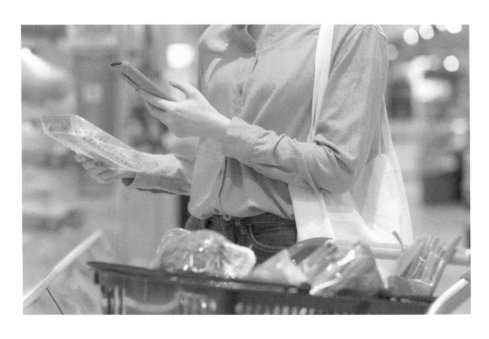

2）小份量

一般来说，一盘纯肉热菜或冷盘的重量约为150g；一盘素菜或荤素搭配的菜肴约为300g。一家三口一餐准备三菜一汤即可满足需求。一次烹饪的食物不宜太多，应根据就餐成员的数量和食量合理安排。

3）剩菜新吃

如果剩余饭菜实在难以避免，可以先冷藏保存，再次利用。剩饭最好是直接加热食用，但有些食物也可以加入其他食材制成新的菜品，以提高口感。

温馨提示

剩饭菜一定要在加热后食用。叶菜类不宜储存和再次加热，应一次吃掉。

米饭：可以做成稀饭，与剩菜一起做蔬菜粥，或炒饭。

瓜果、根茎类蔬菜：可以加入肉类再次做成新菜肴。

叶菜类：烹饪过的叶菜类能量低（稍微多吃一点，不会引起肥胖），最好一次吃掉（不要剩菜）。熟的叶菜不宜储存。

肉类：可以把大块肉切成小块肉或者肉丝，加入新鲜蔬菜再次入锅成为新菜；还可以与米饭一起烹饪做成炒饭。

6. 为建设可持续食物系统发展努力

可持续发展是既满足当代人的需求，又不对后代人满足其需求的能力构成危害的发展。推动食物系统可持续发展，是整个国家和民族都应该关心的事情，也是我们每个人、每个家庭应该努力的方向。我们应该怎么做呢？

食物不仅承载了营养，也反映了文化传承和生活状态。勤俭节约、在家吃饭、尊老爱

温馨提示

食物不浪费——6个提醒
- 买需要的食物
- 买小份的食物
- 点餐要适量
- 份餐不铺张
- 剩余要打包
- 吃好不过量

幼是中华民族的优良传统，同时也是减少浪费、饮食卫生、享受亲情和营养保障的良好措施。兴饮食文明新风，注重饮食卫生、减少食物浪费，对我国社会可持续发展、保障公共健康具有重要意义。

我们每个人也应是"新食尚"的实践者和推行者，无论在家还是在外，都应该做到饮食文明礼貌、讲卫生不浪费，主动分餐或简餐。无论何时何地，都应推行"光盘行动"，在家按需购买和选择食物；外出就餐时，提倡点小份菜、半份菜，理性适量点餐；如有剩余饭菜，打包带走，自觉抵制铺张浪费。自助餐消费时也应估量自我需要，少量多次取用，避免一次性取用过多，食用不完而造成浪费。

贴士

每个人要做到的 4 件事

- 珍惜食物、不浪费食物。
- 用自己的餐具吃饭，减少一次性碗筷餐具的使用。
- 减少使用食品包装和白色（塑料制品）污染。
- 不购买和食用保护类动植物。

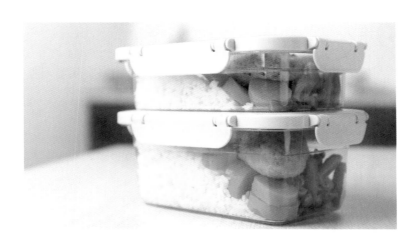

对特殊人群的建议

1. 婴幼儿

- 1岁内适时引入各种食物，不盲目回避易致敏食物。
- 制作过程始终保持清洁卫生，生熟分开。
- 不吃剩饭，妥善保存和处理剩余食物，防止进食意外。
- 饭前洗手，进食时应有成人看护，并注意进食环境安全。

2. 儿童

- 培养讲卫生的好习惯，勤洗手，学习七步洗手法。
- 参与食物购买和烹调加工过程，增进对食物的认知和喜爱，培养尊重和爱惜食物的意识。
- 家庭和托幼机构应有计划地开展食育活动，为儿童提供更多接触、观察和认识食物的机会。
- 从小学习培养分餐、公筷，主动养成卫生习惯。

3. 老年人

- 与家人共同维护家庭分餐、公筷，将之形成家庭就餐习惯，鼓励共同制作和分享食物。

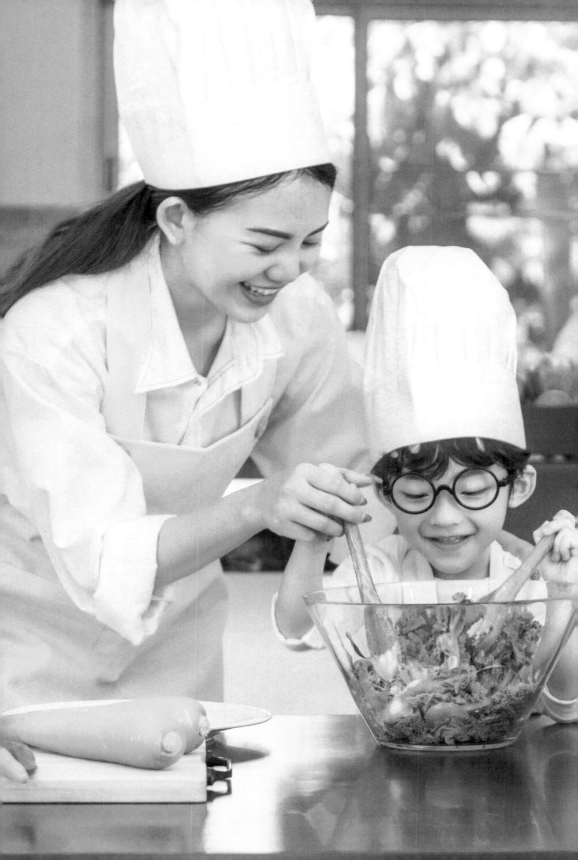

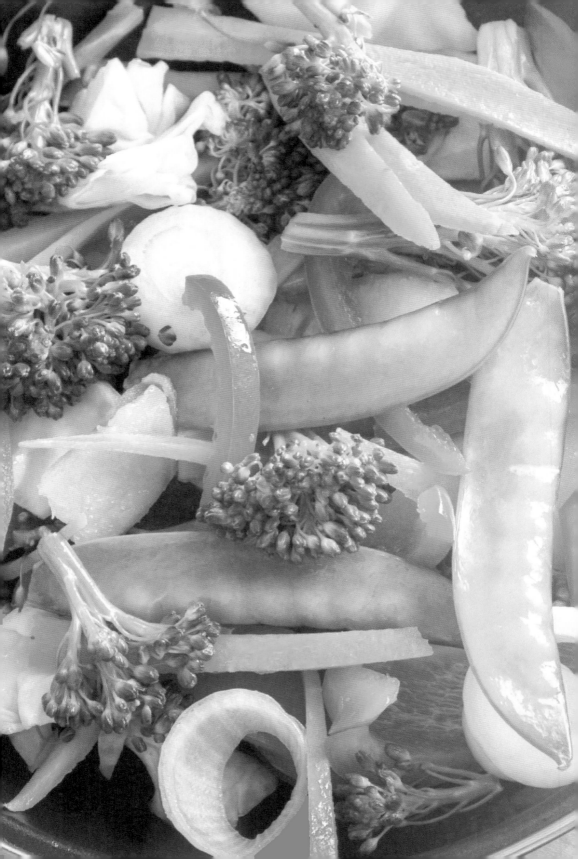

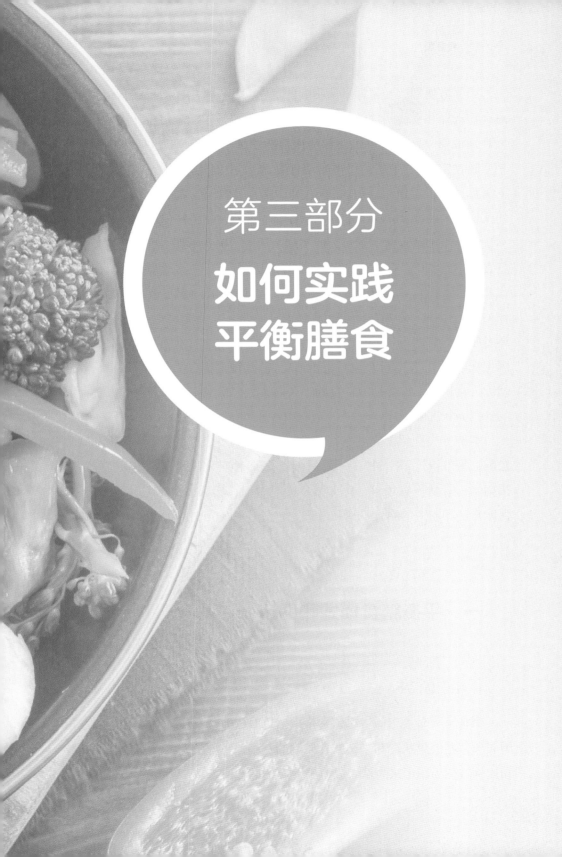

第三部分

如何实践
平衡膳食

为了方便理解和掌握平衡膳食的理念，实践《中国居民膳食指南》中对食物选择和平衡膳食的关键性推荐，我们设计了三个可视化图形来形象直观地说明平衡膳食模式的各类食物推荐量。这些图形包括："中国居民平衡膳食宝塔""中国居民平衡膳食餐盘""中国儿童平衡膳食算盘"（以下简称"膳食宝塔""膳食餐盘"和"膳食算盘"）。希望通过对这些图形的认识，了解膳食指南的准则，掌握核心推荐及相关知识。

要把平衡膳食落实到每天的实际生活中，确实不那么容易。即使按照膳食指南建议的"一段时间"的膳食平衡，尚有一些人难以做到。除了知识和意识上的差异，一些客观原因也常常成为实践平衡膳食的障碍，如工作忙碌、出差、一个人生活等原因，有的人一周中常会多次地"随意"果腹，还有些人常常因为各种缘由的聚会，而"任性"地大吃大喝。一些青少年因主观因素更加"难以更改"，例如认为某几种食物有"营养"或"喜欢"，就天天食用，而放弃掉其他食物，久而久之，形成不良饮食习惯，进而影响到营养状况和身体健康。

本部分先介绍了实践平衡膳食三部曲，即识图、"量化"食物和膳食搭配，另外设计了一餐、一天、一家人的各种膳食组合，希望大家能跟随指南学习，从一餐饭菜、一天膳食安排做起，然后多次练习、成为习惯，保障自己和家人的膳食平衡和健康。

一、平衡膳食模式和图示

1. 中国居民平衡膳食宝塔

膳食宝塔是《中国居民膳食指南》核心内容的具体体现，是在结合我国居民营养健康状况和平衡膳食原则的基础上，把推荐的食物种类、重量和比例转化为图形来表示，以便于大众记忆和执行。

膳食指南推荐的各大类食物的每日平均摄入量、身体活动量和饮水量，构成了平衡膳食模式，这个模式能最大限度同时满足机体对能量和营养素的需要量。膳食宝塔上标注的"量"，是为低身体活动水平的健康成年人而制定，对其他人群的建议量可以参考前面章节的内容。

中国居民平衡膳食宝塔（2022）

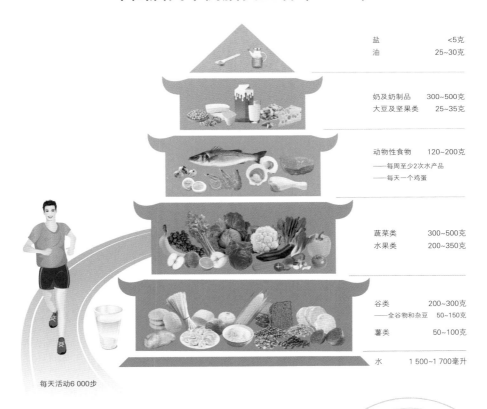

盐 <5克
油 25~30克

奶及奶制品 300~500克
大豆及坚果类 25~35克

动物性食物 120~200克
——每周至少2次水产品
——每天一个鸡蛋

蔬菜类 300~500克
水果类 200~350克

谷类 200~300克
——全谷物和杂豆 50~150克
薯类 50~100克

水 1 500~1 700毫升

每天活动6 000步

膳食宝塔共分成5层，各层面积大小不同，体现了五大类食物推荐量的多少；宝塔旁边的文字注释，表示在能量需要量为1 600~2 400kcal时，一段时间内健康成年人平均每天各类食物的摄入量范围。若能量需要量增加或减少，食物

温馨提示

所有食物推荐量都是指原料可食部的生重。

摄入量也应有相应变化，以满足机体对能量和营养素需要。膳食宝塔还包括身体活动量和饮水量的图示，强调增加身体活动和足量饮水的重要性。

第一层：谷薯类食物

谷类包括小麦、稻米、玉米、小米、荞麦、燕麦、高粱等，薯类包括马铃薯、红薯等，杂豆指大豆以外的其他干豆类，如红小豆、绿豆、芸豆等。杂豆不属于谷类，但因为碳水化合物含量相对较高，且我国居民有把杂豆类当作"主食"的习惯，也常常整粒食用，与全谷物特点相似。全谷物保留了天然谷物的全部成分，富含膳食纤维、B族维生素、矿物质等营养素。我国传统膳食中常见的整粒食物如糙米、小米、玉米、荞麦、燕麦等均为全谷物。

谷薯类是膳食能量和碳水化合物的主要来源。一段时间内（如1周），成年人每人每天平均摄入谷类200~300g，其中全谷物和杂豆类50~150g；每天平均摄入薯类50~100g。一般来说，米饭所提供的能量是新鲜薯类的1.5~2倍。

第二层：蔬菜水果类

蔬菜包括嫩茎、叶、花菜类、根菜类、鲜豆类、茄瓜类、葱蒜类及菌藻类、水生蔬菜类等；每类蔬菜中含有的营养素略有不同。深色蔬菜是指深绿色、深黄色、紫色、红色等有颜色的蔬菜，有色蔬菜中植物化学物和营养素含量相对较高。

水果包括仁果、浆果、核果、柑橘类、瓜果、热带水果等。新鲜水果提供多种微量营养素和膳食纤维，建议吃新鲜水果，在鲜果供应不足时可选择一些含糖量低的干果制品和纯果汁。

蔬菜和水果营养特点各有优势，虽放在一层，但不能相互替代。很多人不习惯吃水果，或者食用量很低，应努力把水果作为平衡膳食的重要部分。

蔬菜水果类是微量营养素和植物化学物的良好来源，膳食指南鼓励多摄入这两类食物。多吃蔬菜水果也是控制膳食能量摄入的良好选择。推荐成年人每天蔬菜摄入量至少达到300g，深色蔬菜每天应达到一半以上；摄入水果 200~350g。

第三层：鱼、禽、肉、蛋等动物性食物

鱼泛指所有的水产品，即鱼、虾、蟹和贝类。蛋类包括鸡蛋、鸭蛋、鹅蛋、鹌鹑蛋、鸽蛋及其加工制品。肉泛指畜肉，即猪肉、牛肉和羊肉等。禽包括鸡、鸭、鹅等。此类食物富含优质蛋白质、脂类、维生素和矿物质。

尽管新鲜的动物性食物是优质蛋白质、脂肪和脂溶性维生素的良好来源，但由于该类食物脂肪高、能量高，食用应适量。推荐每天鱼、禽、肉、蛋的摄入量共计 120~200g。有条件可以优选水产品和禽类，每周至少食用 2 次水产品，每天一个鸡蛋（40~50g），少吃畜肉和加工类肉制品。

第四层：乳类、豆类和坚果

乳制品多种多样，包括液态奶、酸奶、奶酪、奶粉等；大豆类包括黄豆、黑豆、青豆，常见制品有豆浆、豆腐、豆腐干、千张等。乳类和大豆类是鼓励多摄入的食物。

乳类和大豆类是蛋白质和钙的良好来源，也是营养素密度高的食物。推荐成年人每天应摄入相当于鲜奶 300~500ml

的奶类及奶制品。推荐大豆和坚果制品每日摄入 25~35g。

坚果包括花生、瓜子、核桃、杏仁、榛子等，由于坚果的蛋白质含量与大豆相似，富含必需脂肪酸，无论作为菜肴还是零食，都是实现食物多样化的良好选择。建议每周摄入坚果约 70g（相当于每天约 10g）。

第五层：烹调油和盐

烹调油包括各种动植物油。植物油包括花生油、大豆油、菜籽油、葵花籽油、芝麻油等，动物油包括猪油、牛油、黄油等。烹调油要多样化，经常更换种类，食用多种植物油以满足人体对各种脂肪酸的需要。作为与慢性病相关膳食因素，少油限盐是我国防控高血压、心血管疾病等慢性病高发的长期目标。应尽量减少油和盐的使用。推荐每天烹调油不超过 25~30g，食盐摄入量不超过 5g。

身体活动和饮水

身体活动能有效地消耗能量，促进能量平衡和保持身体健康。鼓励养成天天运动的习惯，坚持一周 5 天中等强度活动，每次 30 分钟，如骑车、游泳等，成年人每天主动进行至少相当于步行 6 000 步的身体活动，如骑车、跑步、游泳等。

水是食物消化吸收和营养素输送的载体，饮水不足会对人体健康带来危害。成年人每天至少饮水 1 500~1 700ml（7~8 杯），在高温或高身体活动水平的条件下，还需要适当增加。膳食中水的摄入量还包括食物中的水，汤、粥、奶等，共计应在 2 700~3 000ml 之间。

2. 中国居民平衡膳食餐盘

平衡膳食餐盘也是膳食指南核心内容的体现。膳食餐盘描述了一餐膳食的食物组成和大致重量比例，直观形象地展现了平衡膳食的合理组合与搭配。餐盘分成谷薯类、鱼肉蛋豆类、蔬菜、水果等四部分，蔬菜和谷物比重所占的面积最大，各占重量的 27%~35%，提供蛋白质的动物性食品所占面积最少，约占总膳食重量的 15%，餐盘旁牛奶杯提示了奶制品的重要性。餐盘适用于 2 岁以上健康人群。

按照餐盘的食物比例来搭配膳食，易于达到营养目标。餐盘上各类食物的比例展示简洁、直观明了，方便理解日常餐盘里膳食搭配的构成，有助于大众认识到膳食应以谷物、蔬菜和水果等植物性食物为主，以及奶制品的重要性。

中国居民平衡膳食餐盘（2022）

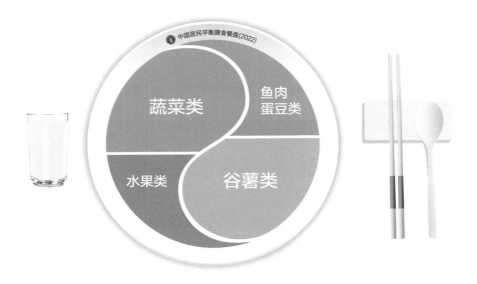

3. 中国儿童平衡膳食算盘

平衡膳食算盘是儿童膳食指南核心推荐内容的体现，简单勾画了儿童平衡膳食模式的合理组合搭配和食物摄入基本份数。平衡膳食算盘有助于儿童理解平衡膳食的概念，可用来作为对儿童进行饮食教育的工具。

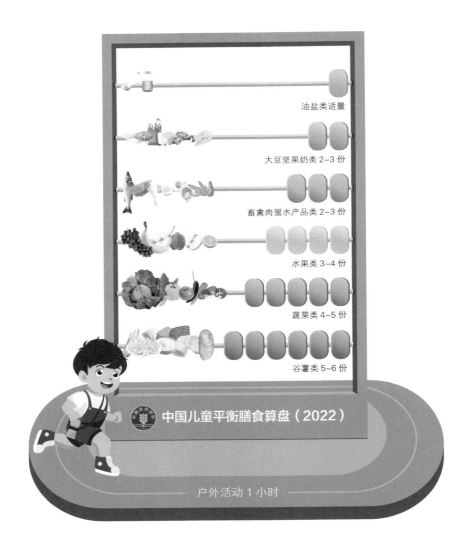

油盐类适量

大豆坚果奶类 2~3 份

畜禽肉蛋水产品类 2~3 份

水果类 3~4 份

蔬菜类 4~5 份

谷薯类 5~6 份

中国儿童平衡膳食算盘（2022）

户外活动 1 小时

算盘用算珠色彩来区分食物类别，用算珠个数表示应摄入食物份量。算盘分6层，从下往上依次为：

浅棕色代表谷薯（5~6份）；

绿色代表蔬菜（4~5份）；

黄色代表水果（3~4份）；

橘红色代表动物性食物（2~3份）；

蓝色代表大豆、坚果、奶制品（2~3份）；

橙黄色代表油、盐。

身挎水壶的儿童跑步，表示了鼓励喝白水，不忘天天运动、积极锻炼身体的建议。

二、定量估计食物摄入量

为了更好地帮助大众实践平衡膳食，实现膳食推荐目标量，膳食指南提出"食物标准份"概念，主要用于估量食物摄入量和能量，实践膳食指南。

食物的标准份量通过统一的"重量"来确定。通常我们说"一份食物"，大小不一，而膳食指南的"食物标准份"是根据食物的能量或者蛋白质含量进行互换，再根据食物的类别和营养特点，来规定不同类别的食物份量基准值。因此，同类食物中的主要营养素基本是一致的，不同类别的食物标准份量的数值有大有小，如一份蔬菜是100g，而一份（一杯）牛奶是200~250g。

我们通常一次摄入的食物量会含有几个食物份，如1份馒头，2份蔬菜等。所以可用"标准份量值 × 摄入的份数"来计算某类食物一天摄入量。

食物量是实施平衡膳食的关键，应学会估计食物重量或份数。当没有称量工具的时候，可以用量具或者双手来估计食物重量。食物份量的标准物品、参考手势和食物的种类信息见表 3-1-1 和表 3-1-2，食物份量基准及换算表见表 3-1-3。

1. 标准份量的用途

（1）学习估量

可以通过家庭常用的碗、盘子、勺子、玻璃杯或乒乓球等作为标准量具估算一份食物的大小；还可结合自己的拳头、手掌心、手捧等手势来估算食物的份量，不仅方便记忆和使用，也容易对食物"量化"。

（2）同类互换

选定米饭、青菜、瘦猪肉等常吃的食物作为代表性食物，并规定了具体的数量作为"份量"基准，每组食物就有了"标准份量"。代表性食物可以同类互换，如芹菜和菠菜对等互换，大豆和豆腐、豆浆互换等。

（3）估计摄入量

估算食物摄入量是标准份量设置的目标。根据食物份不仅能相对准确估计一餐食物重量，也可以估算出一天膳食食物的总量，从而更好地实现平衡膳食。

2. 一份食物是多少

食物的标准份，是按照同等能量或者相同蛋白质含量等计算出来的，不同的食物标准份量不同。

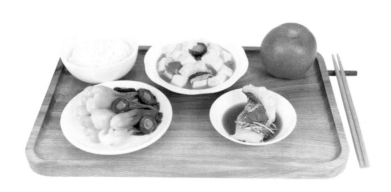

表 3-1-1　标准量具的定义和用途

参照物	规格和尺寸	用途
⌀11cm 5.3cm	11cm 直径,直口碗	一碗,主要用于衡量主食类食物的量
22.7cm	22.7cm 直径,浅式盘	一盘,主要用于衡量副食的量
5.9cm 12.5cm 14.4cm	250ml,圆柱形杯子	一杯,主要用于衡量奶、豆浆等液体食物的量
4.6cm 12.6cm	10ml,瓷勺	一勺,衡量油、盐的量
⬤	乒乓球	比较鸡蛋、奶酪和肉的大小
⬤	网球	比较水果的大小

表 3-1-2　参考手势的定义和用途

参照物	规格和尺寸	用途
	两手并拢,一捧可以托起的量	双手捧,衡量蔬菜类食物的量
	一只手可以捧起的量	单手捧,对于大豆、坚果等颗粒状食物,单手捧为五指弯曲与手掌可捧起的量
	食指与拇指弯曲接触可拿起的量	一把,衡量叶茎类蔬菜的量;一手抓起或握起的量,衡量水果的量

续表

参照物	规格和尺寸	用途
	一个掌心大小的量	一个掌心,衡量片状食物的大小
	五指向内弯曲握拢的拳头大小的量	一拳,衡量球形、块状等食物的大小
	两指并拢的长和宽	两指,衡量肉类、奶酪等

表 3-1-3　每类食物的标准份

食物类别		食物重量 / (g·份 $^{-1}$)	能量 / kcal	备注
谷类		50~60	160~180	面粉 50g=70~80g 馒头 大米 50g=100~120g 米饭
薯类		80~100	80~90	红薯 80g= 马铃薯 100g (能量相当于 0.5 份谷类)
蔬菜类		100	15~35	高淀粉类蔬菜,如甜菜、鲜豆类,应注意能量的不同,每份的用量应减少
水果类		100	40~55	100g 梨和苹果,相当于高糖水果如枣 25g,柿子 65g
畜禽肉类	瘦肉(脂肪含量 <10%)	40~50	40~55	瘦肉的脂肪含量 <10% 肥瘦肉的脂肪含量 10%~35%
	肥瘦肉(脂肪含量 10%~35%)	20~25	65~80	肥肉、五花肉脂肪含量一般超过 50%,应减少食用
水产品类	鱼类	40~50	50~60	鱼类蛋白质含量 15%~20%,脂肪 1%~8%
	虾贝类		35~50	虾贝类蛋白质含量 5%~15%,脂肪 0.2%~2%

续表

食物类别		食物重量 / (g·份)	能量 / kcal	备注
蛋类（含蛋白质 7g）		40~50	65~80	鸡蛋约 50g/ 个
大豆类（含蛋白质 7g）		20~25	65~80	黄豆 20g= 北豆腐 60g= 南豆腐 110g= 内酯豆腐 120g= 豆干 45g= 豆浆 360~380ml
坚果类（含脂肪 5g）		10	40~55	淀粉类坚果相对能量低, 如葵花子仁 10g= 板栗 25g= 莲子 20g （能量相当于 0.5 份油脂类）
奶制品	全脂（含蛋白质 2.5%~3%）	200~250ml	110	200ml 液态奶 =20~25g 奶酪 =20~ 30g 奶粉
	脱脂（含蛋白质 2.5%~3%）	200~250ml	55	全脂液态奶　脂肪含量约 3% 脱脂液态奶　脂肪含量约 <0.5%
水		200~250ml	0	

注：1. 谷类能量一致原则或 40g 碳水化合物进行代换。薯类按 20g 碳水化合物等量原则进行
代换, 能量相当于 0.5 份谷类。
2. 蛋类和大豆按 7g 蛋白质, 奶类按 5~6g 蛋白质等量原则进行代换。脂肪不同时, 能量有
所不同。
3. 畜禽肉类、鱼虾类以能量为基础进行代换, 参考脂肪含量区别。
4. 坚果类按 5g 脂肪等量原则进行代换, 每份蛋白质大约 2g。

除非特别标明，所有食物份量均指可食部生重。例如：

1 份米饭 = 约半碗米饭（3.3 寸碗口）
1 份馒头 = 中等身材成年女性的拳头大

一份主食规定为 50g 的生大米或面粉，100g 土豆，85g 红薯。做熟后，一份米饭（110g）用 3.3 寸碗（标准碗）盛好后为半碗；1 份馒头（80g）约为一个成人中号手的拳头大小；土豆和红薯含水量高，1 份生土豆或红薯切块放标准碗约为大半碗。

1 份蔬菜 = 中等身材成年女性的一把或双手一捧

1 份蔬菜为 100g。像菠菜和芹菜，大约可以轻松抓起的量就是一份。100g 新鲜青菜、菠菜洗净切过后，双手一捧的量约为 100g。所有蔬菜的份量都按 100g 生重的可食部来计算。青菜、菠菜等叶菜类烫熟之后，只剩下半碗多。

1 份水果 = 半个中等大小的苹果

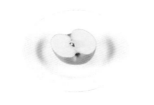

1 份水果为 100g 可食部的水果，大约可以提供能量 40~55kcal。香蕉、枣等含糖量高的水果，一份重量较少，瓜类水果水分含量高，一份重量大。

1 份瘦肉 = 中等身材成年女性的手掌

1 份肉为 40~50g，相当于 1 个普通成年人的手掌心（不包括手指）的大小及厚度，适用于猪肉、鸡肉、鸭肉、鱼肉类。考虑到鱼骨等不能吃的部分，带刺的鱼段比鱼肉需多一些（约 65g），约占整个手掌；虾贝类脂肪较少，1 份约 85g。

1 份鸡蛋 = 1 个乒乓球

52　　60　　70　　87

1 份 50g 的鸡蛋比乒乓球略大一些。市场上常见的鸡蛋重量在50~60g 之间，偏小一点的 40~50g，偏大一点的 70~80g。

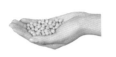

1 份大豆为 20g，相当于 1 个成年女性单手捧起的量，大豆制品按每份含 7g 蛋白质进行换算，等同于 45g 豆腐干（约半小碗豆腐丁），400ml（2 杯）豆浆。

1 份牛奶为 200ml（1 杯），1 份酸奶为 250ml。奶制品按 7g 蛋白质含量进行换算。奶酪水分含量低，1 份为 25g。

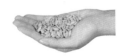

1 份坚果为 10g 坚果种子的可食部，1 份葵花籽、花生仁大约为单手一捧。

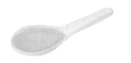

油脂可以按照一勺（10g）计算，提供能量 90kcal。油脂含能量高，而且我国居民烹调油摄入量高，烹饪时需要减少用油量。

3. 每天该吃多少份

将膳食宝塔推荐的食物摄入量,按各类食物的食物份基准重量来换算,就可得出我们每日的食物摄入份数。

成年人每天该吃多少份呢?以一位办公室白领女性为例计算,低身体活动水平,体重正常范围,也就是说 BMI 在 18.5~23.9kg/m² 之间,她一天应吃到的基本食物组合见例 1。

办公室白领男性的能量需要量比女性要高一些,所以饭量要大些,主食、蔬菜、水果、畜禽鱼肉、大豆需要多吃一些,但蛋类、奶类、坚果、油的摄入量是相同的。如果喜欢吃奶制品,可以多吃,但要注意多摄入的能量要从其他食物的推荐量中扣除,相应要少吃主食,或者其他动物性食物。以一位办公室白领男性来举例,低身体活动水平,健康体重范围内,他一天应吃到的基本食物组合见例 2,不同身体活动水平成人每日推荐食物见表 3-1-4。高身体活动水平者应酌情增加。

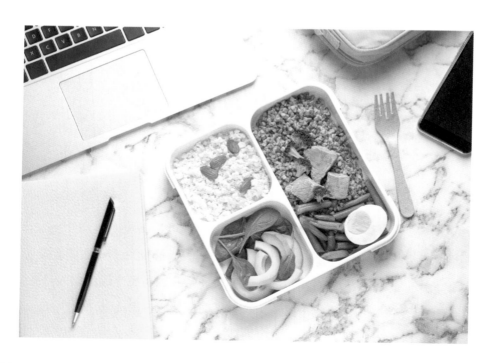

例 1：办公室女性

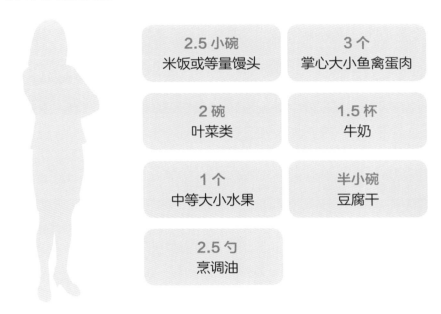

2.5 小碗 米饭或等量馒头	3 个 掌心大小鱼禽蛋肉
2 碗 叶菜类	1.5 杯 牛奶
1 个 中等大小水果	半小碗 豆腐干
2.5 勺 烹调油	

例 2：办公室男性

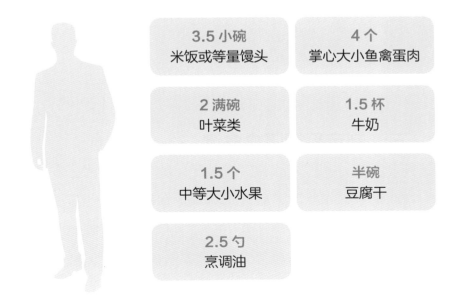

3.5 小碗 米饭或等量馒头	4 个 掌心大小鱼禽蛋肉
2 满碗 叶菜类	1.5 杯 牛奶
1.5 个 中等大小水果	半碗 豆腐干
2.5 勺 烹调油	

表 3-1-4　不同身体活动水平下的成年人每日推荐摄入食物份数

单位：份 /d

食物类别	g/ 份	女性			男性		
		身体活动水平			身体活动水平		
		低	中	高	低	中	高
谷类	50~60	4.5	5	6	5.5	7	8
—全谷物		其中全谷物约 1/3					
蔬菜	100	4	4.5	5	4.5	5	6
—深色蔬菜		其中深色蔬菜约 1/2					
水果	100	2	3	3.5	3	3.5	4
畜禽肉类	50	1	1	1.5	1.5	1.5	2
蛋类	50	1	1	1	1	1	1
水产品	50	1	1	1.5	1.5	1.5	2.5
大豆	20~25	0.5	0.5	1	1	1	1
坚果	10	1	1	1	1	1	1
奶制品	200~250	1.5	1.5	1.5	1.5	1.5	1.5

三、制定平衡膳食食谱

特定人群食谱设计，应根据个人情况，如性别、身体活动水平、体重等，先确定膳食营养目标和能量需求水平，再确定食物种类和用量，将食物进行搭配，设计菜肴，选用合理的烹调方式，这样膳食食谱就完成了。

在采购食物时，还需要考虑到食物生重和熟重的差异，以及可食部分所占比例，合理安排食物采购数量。随着经验的增长，设计平衡膳食食谱、采购食材和烹饪方法的选择都会熟练起来，做到一日三餐美味又营养。

1. 五步法设计膳食

平衡膳食食谱制作包括 5 个基本步骤：

第一步：了解年龄、性别和身体活动水平（PAL）。

第二步：根据膳食能量需要水平或活动水平图 3-1-1、图 3-1-2。

第三步：根据此能量需要水平，确定食物种类和用量表 3-1-4 或表 3-1-6。

第四步：按指南推荐选择食物品种，注意选用全谷物、深色蔬菜等。

第五步：设计菜肴，选择适宜的烹调方式。

2. 成人膳食设计举例

成人的一日食谱可以按照表 3-1-4 去设计，只需按此食物份量组合成为三餐中的主食和菜肴即可。

第一步：判断身体活动水平

根据日常生活方式来确定自己的身体活动是属于低、中、高哪一个水平，见表 3-1-5。

表 3-1-5　身体活动水平分级表

身体活动水平（PAL）	日常生活工作方式描述
低	静态生活方式 / 坐位工作，很少或没有重体力的休闲工作
中	站着或走着工作，或者有强度地锻炼身体
高	重体力职业工作或重体力休闲活动方式

第二步：查找能量需要量（kcal/d）

根据性别、年龄和身体活动水平，在图 3-1-1 或图 3-1-2 中查找能量需要量，然后转到第三步。

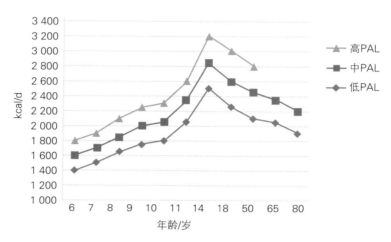

图 3-1-1　中国男性能量需要量

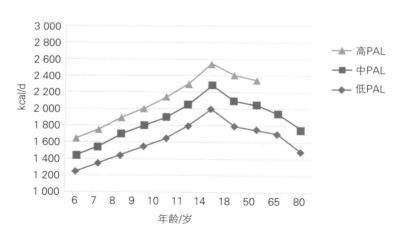

图 3-1-2　中国女性能量需要量

第三步：根据能量需要量水平，在表 3-1-6 中查找对应的膳食模式。

表 3-1-6　不同能量需要水平的平衡膳食模式和食物量

单位：g/d

食物种类	能量需要量/(kcal·d⁻¹)										
	1 000	1 200	1 400	1 600	1 800	2 000	2 200	2 400	2 600	2 800	3 000
谷类	85	100	150	200	225	250	275	300	350	375	400
—全谷物及杂豆	适量			50~150					125~200		
薯类	适量			50	50	75	75	100	125	125	125
蔬菜	200	250	300	300	400	450	450	500	500	500	600
—深色蔬菜	占所有蔬菜的 1/2										
水果	150	150	150	200	200	300	300	350	350	400	400
畜禽肉类	15	25	40	40	50	50	75	75	75	100	100
蛋类	20	25	25	40	40	50	50	50	50	50	50
水产品	15	20	40	40	50	50	75	75	75	100	125
奶制品	500	500	350	300	300	300	300	300	300	300	300
大豆	5	15	15	15	15	15	25	25	25	25	25
坚果	—	适量		10	10	10	10	10	10	10	10
烹调油	15~20	20~25		25	25	25	30	30	30	35	35
食盐	<2	<3	<4	<5	<5	<5	<5	<5	<5	<5	<5

注：膳食宝塔的能量范围在 1 600~2 400kcal；薯类为鲜重。

第四步：按类别安排食物，确定食物品种

确定膳食模式食物推荐量后，按类别选择食物，注意价格和接受程度，并选择好合理的搭配菜肴方式，尽可能地保障膳食多样化和营养。

第五步：设计食谱

经过前面 4 个步骤后，就可根据口味和习惯来设计菜肴啦！

膳食指南平衡膳食食谱设计表可作为设计食谱的模板，作为日常使用。初学者多练习，可以快速提高营养知识和食谱设计技能。

3. 跟我学食谱设计

表 3-1-7 一餐食谱设计表

（您的能量需要量：____kcal）

食物类别	备注	宝塔推荐量	按类别安排食材和采购量	写下今日菜肴名
谷薯类	最好选择 1/3 的全谷类及杂豆食物	谷类____g 薯类____g	如大米 2 份	如米饭
蔬菜	选择多种多样的蔬菜水果，深色蔬菜最好占到一半以上	蔬菜____g 水果____g		
畜禽肉、水产、蛋类	优先选择鱼和禽，要吃瘦肉，鸡蛋不要丢弃蛋黄	畜禽肉____g 水产品____g 蛋类____g		
大豆、坚果、奶制品	每天吃奶制品，经常吃豆制品，适量吃坚果	大豆____g 坚果____g 乳制品____g		
油、盐	培养清淡饮食习惯，少吃高盐和油炸食品	烹调油____g 食盐____g		
运动	每天运动，选择你喜欢的并适合你的运动	每天最好进行至少 30min 中等强度的运动	少喝饮料、少吃含有添加糖的食品；如饮酒，应限量	
核查	与膳食指南的推荐对照，核查食物品种、重量、能量等差异；以自己感觉为导向，评价满意与否			

四、您的饮食达标了吗

膳食指南是全民营养课,您学习的结果怎么样呢?

我们总结了全书的关键问题和观点,按照八条准则的内容设置自测题,共 50 题(表 3-1-8)。每个题目做到了就得 1 分,没做到就是 0 分,最后统计一下总分,看看您的"营养称号"吧。

(小提示:有任何不懂的都可以翻到书中内容再了解一下)

表 3-1-8 膳食达标情况自测表

题号	自测题	得分
	准则一 食物多样,合理搭配	
1	我今天吃的食物种类≥12 种	
2	过去的这一周,我吃的食物种类≥25 种	
3	我今天吃的食物,能分布在膳食宝塔的 5 层上	
4	我每餐都吃主食	
5	我每天吃的主食量是 200~300g	
6	我每天都吃全谷物或杂豆	
7	过去的这一周,我吃薯类的次数≥3 次	
	准则二 吃动平衡,健康体重	
8	我今天的步数≥6 000 步	
9	过去的一周内,我主动参加运动的天数≥5 天,累计时间≥150min	
10	过去的一周内,我进行了抗阻运动的天数≥2 天	
11	我每个小时都会起来动一动	
12	我每天都能坚持户外运动	
13	我的 BMI 在正常值范围内(18.5~23.9kg/m²)	

题号	自测题	得分
	准则三 多吃蔬果、奶类、全谷、大豆	
14	我今天每餐都吃了蔬菜	
15	我吃的蔬菜中一半以上是深色蔬菜	
16	我今天吃了水果	
17	我今天吃的蔬菜和水果种类≥4 种	
18	我今天喝了一杯牛奶(或相当量的其他奶制品)	
19	我今天吃了豆制品或者坚果	
	准则四 适量吃鱼、禽、蛋、瘦肉	
20	过去的一周内,我吃鱼的次数≥2 次	
21	过去的一周内,我吃的畜肉量不超过 500g	
22	我很少吃肥肉	
23	过去的一周内,我吃的鸡蛋是 4~7 个	
24	我吃鸡蛋从不丢弃蛋黄	
25	我很少吃烟熏和腌制肉制品	
	准则五 少盐少油,控糖限酒	
26	我平常吃得很清淡	
27	我很少吃油炸食品	
28	烹饪时,我会注意减少盐、味精和酱油等含钠调味料的使用	
29	我很少吃甜食	
30	过去的一周内,我没有喝过含糖饮料	
31	我从不喝酒	

题号	自测题	得分
	准则六　规律进餐,足量饮水	
32	过去的一周内,我每天定时吃三餐的天数≥5 天	
33	过去的一周内,我吃早餐的天数≥5 天	
34	我不会暴饮暴食	
35	我不会过度节食	
36	我不偏食、不挑食	
37	我每天都能喝 7~8 杯水	
	准则七　会烹会选,会看标签	
38	我通常购买食材的时候注意选择新鲜、当地、当季的食物	
39	我在购买预包装食品时,会看食品标签和营养标签	
40	我经常在家自己动手烹饪	
41	我尽量不在外就餐	
42	如果在外就餐时,我尽量做到荤素搭配,份量适宜	
43	过去的一周内,我点外卖的次数≤3 次	
	准则八　公筷分餐,杜绝浪费	
44	我从不食用野生动物	
45	烹饪时,我注意做到生熟分开	
46	就餐时,我会使用公勺公筷或者做到分餐或份餐	
47	我平时会按需购买食物,珍惜食物,不浪费饭菜	
48	我通常不使用一次性餐具	
49	我经常在家,和家人一起进餐	
50	我会注意言传身教,让孩子文明餐饮	
		共　　分

45~50 分
模范级

太完美了，你做得非常棒！

- 食物多样，吃动平衡，懂新食尚。
- 好好保持，天天好营养，一生享健康。

35~45 分
达人级

很好！

- 懂得较多营养知识和技能，并且有较好的饮食和生活习惯。
- 看看失分的地方，按照膳食指南里的推荐多多实践。

25~35 分
粉丝级

不错！

- 懂得一些营养知识和技能，但是还需要更多努力。
- 看看哪里失分比较多，要注意多学习膳食指南并按照膳食指南里的推荐多实践。

25 分以下
努力级

为了保持健康，还得多多努力！

- 建议好好把膳食指南通读一遍吧。
- 还可以多多关注中国营养学会的微信科普公众号"中国好营养"，你就是下一个营养达人。

关注"中国好营养"
学习更多营养知识

关注"大营家"
找个营养师

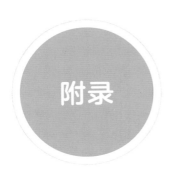

附录

附录一 重要营养素的主要食物来源

本部分根据《中国食物成分表标准版》第一册、第二册，统计计算了 11 种营养素的最高含量或最低含量常见食物。其他资料数据可以到 nutriData 查询。

1. 高能量的食物

每 100g 食物（可食部）提供的能量超过 400kcal 时，可以被看作高能量的食物，这些食物包括各种油脂，以及高蛋白质或高碳水化合物的食物。

高能量的食物（每 100g 可食部）

食物名称	能量 /kcal	食物名称	能量 /kcal
植物油（油脂提炼精度略存在差别）	820~900	油炸土豆片	612
猪肉（肥）、肥牛	444~807	炸杏仁	607
松子仁	698	山核桃(干)、杏仁、葵花子	597~600
蛋黄粉	644	巧克力	586

续表

食物名称	能量 /kcal	食物名称	能量 /kcal
核桃(干)	627	炒南瓜子	574
芝麻酱、花生酱	618~600	腰果	552
葵花子(炒)、榛子(炒)、花生(炒)	594~616	牛肉干	550
羊肝、腊肠、猪脖肉	570~588	曲奇饼(全蛋粉)	546
芝麻南糖	538	猪头皮、腊肉	499
鸭皮	538	油面筋	490
焦圈、维夫饼干、麻花、开口笑	512~530	全脂加糖奶粉	490
香肠	508		

2. 维生素 A 含量高的食物

维生素 A 含量高的食物包括两部分：一部分是富含视黄醇的动物性食物，另一部分是富含 β- 胡萝卜素的深色蔬菜和水果。

维生素 A 含量高的食物（每 100g 可食部）

食物名称	维生素 A/μgRAE	食物名称	维生素 A/μgRAE
羊肝	20 972	枸杞子	1 625
牛肝	20 220	紫苏(鲜)	1 232
鸡肝	10 414	西蓝花	1 202
猪肝	6 502	豆瓣菜	796
鹅肝	6 100	甘薯叶	497
鸭肝	4 675	苜蓿［草头］	458
鸡肝(肉鸡)	2 867	早橘	428
鸭蛋黄	1 980	羽衣甘蓝	364
鹅蛋黄	1 977	沙棘	320

续表

食物名称	维生素 A/μgRAE	食物名称	维生素 A/μgRAE
鸡心	910	枸杞菜	296
奶油	840	芹菜叶、菠菜	244
河蟹	389	刺梨	242
鹌鹑蛋	337	豌豆尖	226
鸭蛋	261	荠菜	216
鸡蛋(代表值)	255	苋菜(绿,鲜)	176

3. 维生素 B$_1$ 含量高的食物

维生素 B$_1$（硫胺素）含量丰富的食物有谷类、豆类及坚果类。动物内脏（心、肝、肾）、瘦肉、禽蛋中含量较高。加工和烹调可造成维生素 B$_1$ 的损失，损失率为 30%~40%。

维生素 B$_1$ 含量高的食物（每 100g 可食部）

食物名称	维生素 B$_1$/mg	食物名称	维生素 B$_1$/mg
小麦胚粉	3.50	小麦	0.40
葵花子仁	1.89	芡实(鲜)	0.40
花生仁(生)	0.72	糙米	0.38
芝麻(黑)	0.66	芸豆(干,虎皮)	0.37
榛子(干)	0.62	蚕豆(鲜)	0.37
黑大麦	0.54	猪肉(后肘)	0.37
猪肉(瘦)	0.54	芝麻(白)	0.36
猪肉(腿)	0.53	猪肉(奶面,硬五花)	0.36
豌豆(干)	0.49	羊肾	0.35
猪肉	0.49	鸭肝(母麻鸭)	0.35

续表

食物名称	维生素 B₁/mg	食物名称	维生素 B₁/mg
黄蘑(干)	0.48	玉米面(白)	0.34
小麦粉(标准粉)	0.46	青稞	0.34
燕麦	0.46	黑米	0.33
鸡心	0.46	小米	0.33
开心果	0.45	扁豆(干,白)	0.33
猪肉(后臀尖)	0.45	鸡肝	0.33
穄子(带皮)	0.45	鸡蛋黄	0.33
绿豆面	0.45	小米(黄)	0.32
大麦	0.43	猪肉(里脊)	0.32
鹰嘴豆	0.41	鸡肝(肉鸡)	0.32
黄豆	0.41	苦荞麦粉	0.32
青豆(干)	0.41	糯米(紫红,血糯米)	0.31
松子(生)	0.41	麸皮	0.30

4. 维生素 B₂ 含量高的食物

　　动物性食物维生素 B₂ 含量相对较高，特别是肝、肾和蛋黄等。植物性食物有菌菇类、谷类和豆类。

维生素 B₂ 含量高的食物（每 100g 可食部）

食物名称	维生素 B₂/mg	食物名称	维生素 B₂/mg
大红菇(干)	6.90	紫菜(干)	1.02
香杏丁蘑(干,大)	3.11	黄蘑(干)	1.00
羊肚菌(干)	2.25	黄鳝	0.98
猪肝	2.02	奶酪	0.91
羊肾	2.01	鸭心	0.87

续表

食物名称	维生素 B₂/mg	食物名称	维生素 B₂/mg
杏仁(大杏仁)	1.82	小麦胚粉	0.79
鸡腿菇(干)	1.79	鸭蛋黄	0.62
羊肝	1.75	豆腐丝(干)	0.60
竹荪(干)	1.75	鹅蛋黄	0.59
松蘑(干)	1.48	杏仁	0.56
茶树菇(干)	1.48	枣(金丝小枣)	0.50
黄蘑(干)	1.46	鹌鹑蛋	0.49
冬菇(干)	1.40	枸杞子	0.46
牛肝	1.30	木耳(干)	0.44
香菇(干)	1.26	螺(代表值)	0.40
猪肾	1.18	鸭蛋	0.35
牛肝菌(白)	1.11	蘑菇(鲜)	0.35
鸡肝	1.10	草菇	0.34
鸭肝	1.05	鸭肝(公麻鸭)	0.34
桂圆肉	1.03	泥鳅	0.33
黄螺[东风螺]	1.02	麸皮	0.30

5. 维生素 C 含量高的食物

维生素 C 含量高的食物主要有新鲜蔬菜与水果，尤其是绿黄色系蔬菜和色彩鲜艳的水果。

维生素 C 含量高的食物（每 100g 可食部）

食物名称	维生素 C/mg	食物名称	维生素 C/mg
刺梨	2 585.0	蜜枣	55.0
酸枣	900.0	红果	53.0
枣(鲜)	243.0	豆瓣菜(鲜)	52.0

食物名称	维生素 C/mg	食物名称	维生素 C/mg
沙棘	204.0	萝卜缨(小萝卜)	51.0
辣椒(红,小)	144.0	芥菜(小叶,鲜)	51.0
甜椒	130.0	枸杞子	48.0
苜蓿	102.0	香菜(鲜)	48.0
萝卜缨(白萝卜)	77.0	蒲公英叶(鲜)	47.0
芥菜(大叶,鲜)	72.0	苋菜(绿,鲜)	47.0
番石榴	68.0	大白菜(白梗,黄芽白)	47.0
油菜薹	65.0	草莓(洋莓,凤阳草莓)	47.0
小白菜	64.0	乌菜	45.0
羽衣甘蓝	63.0	水萝卜	45.0
辣椒(尖,青)	59.0	刺儿菜	44.0
枸杞菜(鲜)	58.0	白菜薹	44.0
红菜薹	57.0	荠菜(鲜)	43.0
白薯叶(鲜)	56.0	桂圆	43.0
西蓝花	56.0	木瓜	43.0
苦瓜(鲜)	56.0	萝卜缨(胡萝卜,鲜)	41.0
萝卜缨(青萝卜)	41.0	葡萄柚	38.0
荔枝	41.0	大白菜(代表值)	37.5
苤蓝	41.0	蒜苗(绿色)	35.0
香椿(鲜)	40.0	橘柑子(宽皮桔)	35.0
圆白菜	40.0	橘(金橘)	35.0

6. 钙含量高的食物

奶粉、奶酪、牛奶等奶制品是钙的主要来源。大豆及其制品、深色蔬菜中也含有较多的钙。贝类、鱼虾类也是钙的良好来源。

钙含量高的食物（每100g可食部）

食物名称	钙/mg	食物名称	钙/mg
石螺	2 458	榛子（炒）	815
芥菜干	1 542	奶酪	799
芝麻酱	1 170	奶酪（骑士牌）	796
发菜（干）	1 048	芝麻（黑）	780
田螺	1 030	豆腐干	731
豆腐干	1 019	奶疙瘩	730
虾皮	991	螺（代表值）	722
鸡蛋粉	954	奶豆腐（鲜）	597
全脂奶粉（代表值）	928	丁香鱼（干）	590
奶皮子	818	虾米	555
红螺	539	河虾	325
酸枣	435	素鸡	319
菠菜（脱水）	411	千张	313
白米虾	403	河蚌	248
塘水虾	403	黑豆（干）	224
乳酪（羊乳酪）	360	海蟹	208
奶豆腐（脱脂）	360	青豆（干）	200
洋葱（紫皮,脱水）	351	黄豆（大豆）	191
萝卜缨（胡萝卜,鲜）	350	油菜（黑）	191
芸豆（干,杂,带皮）	349	苋菜（绿,鲜）	187
海带	348	乌菜	186

7. 铁含量高的食物

铁广泛存在于各种食物中，但吸收利用率相差较大。一般动物性食物铁吸收率均较高，动物肝脏、动物血、畜肉、禽肉、鱼类是铁的良好来源。

铁含量高的食物（每100g 可食部）

食物名称	含量 /mg	食物名称	含量 /mg
蘑菜(干)	283.7	蘑菇(干)	51.3
珍珠白蘑(干)	189.8	芝麻酱	50.3
香杏片口蘑	137.5	鸭肝(母麻鸭)	50.1
木耳	97.4	桑葚	42.5
松蘑(干)	86.0	青稞	40.7
紫菜(干)	54.9	鸭血	35.7
芥菜干	39.5	脱水香菜	22.3
鸭肝	35.1	火鸡肝	20.7
蛏子	33.6	田螺	19.7
羊肚菌	30.7	胡麻子	19.7
鸭血(白鸭)	30.5	白蘑	19.4
红茶	28.1	脱水油菜	19.3
南瓜粉	27.8	扁豆	19.2
河蚌	26.6	黑笋(干)	18.9
脱水菠菜	25.9	奶疙瘩	18.3
车前子(鲜)	25.3	羊血	18.3
榛蘑	25.1	牛肉干	15.6
鸡血	25.0	藕粉	17.9
沙鸡	24.8	荠菜	17.2
墨鱼干	23.9	腐竹	16.5
脱水蕨菜	23.7	豆瓣酱	16.4
黑芝麻	22.7	糜子米(炒)	14.3
猪肝	22.6	山羊肉	13.7
黄蘑(干)	22.5	莜麦面	13.6

8. 钾含量高的食物

大部分食物都含有钾，每 100g 谷类食物中含钾 100~200mg；豆类食物 600~800mg；蔬菜和水果 200~500mg；鱼和肉中的含量在 150~300mg 以上。

钾含量高的食物（每 100g 可食部）

食物名称	钾 /mg	食物名称	钾 /mg
口蘑	3 106	扁豆(白)	1 070
绿茶(甲级龙井)	2 812	葡萄干	995
榛蘑	2 493	番茄酱	985
黄蘑(干)	1 953	扇贝	969
红茶	1 934	洋葱(紫,干)	912
黄豆粉	1 890	芥菜干	883
紫菜(干)	1 796	麦麸	862
白笋(干)	1 754	赤小豆	860
绿茶	1 661	猪肝	855
银耳	1 588	莲子(干)	846
小麦胚芽	1 523	砖茶	844
黑豆	1 377	豌豆	823
桂圆	1 348	绿豆	787
墨鱼(干)	1 261	杏干	783
榛子(干)	1 244	金针菜	610
蘑菇(干)	1 225	红心萝卜	385
芸豆(红)	1 215	芋头	378
冬菇(干)	1 155	苦瓜	256
鱿鱼	1 131	大葱(红皮)	329
蚕豆	1 117	菠菜	311
马铃薯粉	1 075	白菜薹	236

9. 碘含量高的食物

碘含量高的食物有海带、紫菜、淡菜等，其他海洋生物如鱼、虾中碘含量也较高。

碘含量高的食物（每100g可食部）

食物名称	碘/μg	食物名称	碘/μg
海带（干）	36 240.0	开心果	37.9*
裙带菜	15 878.0	鹌鹑蛋	37.6
紫菜	4 323.0	肉酥	35.4*
海带菜	923.0	牛肉辣酱	32.5*
贻贝	346.0	奶粉	30~150*
碘蛋	329.6*	咸鸭蛋	30.0
咸海杂鱼	295.9*	酱排骨	28.3*
海苔	289.6	鸡蛋	27.2
面粉（强力碘）	276.5*	鸡精粉	26.7*
虾皮	264.5	脱水菠菜	24
虾酱	166.6	豆豉鱼	24.1*
生姜粉	133.5	油浸沙丁鱼	23
烤鸭	89.7*	羊肉串	22.7
海米	82.5	茄汁沙丁鱼	22.0
叉烧肉	57.4*	山核桃	18.8
红烧鳗鱼	56.8*	鸭蛋	18.5
芥末酱	55.9*	豆豉鲮鱼	18.4*
清香牛肉	49.7*	茶树菇	17.1
豆腐干	46.2*	凤尾鱼	17.0*
葵花子（熟）	38.5*	腊肉	12.3

* 含量高低与是否使用碘盐有关。

10. 高盐食物

每天食盐摄入量不超过 5g。从下表可以知道食物中隐藏的 5g 盐。

含 5g 盐的食物

食物名称	食物量 /g	食物名称	食物量 /g
市场购置的盐	5（1 小勺）	鱼片干 香肠	86
腊羊肉	22	鲮鱼罐头	87
味精	25	咖喱牛肉干	96
腌芥菜头 冬菜	28（半小碟）	牛肉松 鸡肉松	103~118
酱萝卜 咸菜	29（半小碟）	盐水鸭	128
豆瓣酱 辣椒酱	25~33	蛋清肠 腊肠 火腿	141~184
酱油 咸鲅鱼	35~37	炒葵花子	151
虾皮 酱莴笋 大头菜 榨菜	40~47	扒鸡 午餐肉 酱鸭 酱牛肉	200~216
酱黄瓜 黄酱 腌雪里蕻 蒜头	53~61（半段）	烤羊肉串 炸鸡	251~265
蒜蓉辣酱 金钱萝卜 乳黄瓜 酱豆腐 腐乳	62~65 （5 小块腐乳、2 根）	卤猪肝	296
咸鸭蛋	74（2 小个）	油条 油饼	342~349
花生酱	85	松花蛋	369

11. 膳食纤维含量高的食物

膳食纤维是植物细胞壁中的成分，一般植物性食物中都含有一定量的膳食纤维，其含量高低与加工过程精细程度有关。膳食纤维包括纤维素、半纤维素、果胶等。《中国居民膳食营养素参考摄入量（2013 版）》建议我国成年人膳食纤维的摄入量为 25~30g/d。

膳食纤维含量高的食物（每 100g 可食部）

食物名称	含量 /g	食物名称	含量 /g
松蘑（干）	47.8	杏仁（原味）	11.8
竹荪（干）	46.4	鹰嘴豆	11.6
冬菇（干）	32.3	大麦	9.9
大红菇（干）	31.6	芸豆（干，白）	9.8
香菇（干）	31.6	芝麻（白）	9.8
麸皮	31.3	榛子（干）	9.6
裙带菜（干）	31.1	枣（干，大）	9.5
银耳（干）	30.4	核桃（干，胡桃）	9.5
木耳（干）	29.9	玉米（白，干）	8.0
枸杞子	16.9	金针菜（鲜）	7.7
黄豆	15.5	赤小豆（干）	7.7
黑大麦	15.2	花生（生）	7.7
芝麻（黑）	14.0	枣（金丝小枣）	7.0
扁豆（干，白）	13.4	库尔勒香梨	6.7
西瓜子	13.2	眉豆（干）	6.6
榛子（熟）	12.9	荞麦	6.5
松子（生）	12.4	海带	6.1

续表

食物名称	含量 /g	食物名称	含量 /g
葵花子(生)	6.1	栗子	3.1
燕麦	6.0	蚕豆(鲜)	3.1
小麦胚粉	5.6	红果	3.1
石榴(代表值)	4.9	莲子(干)	3.0
黄米	4.4	无花果	3.0
核桃(鲜)	4.3	红薯叶	2.8
花生仁(炒)	4.3	春笋(鲜)	2.8
榆钱(鲜)	4.3	梨(代表值)	2.6
高粱米	4.3	豆角(鲜,白)	2.6
刺梨	4.1	柿饼	2.6
桑葚(代表值)	4.1	中华猕猴桃	2.6
毛豆(鲜)	4.0	黑枣(无核)	2.6
大黄米(黍)	3.5	芹菜叶(鲜)	2.2
糙米	3.4	苋菜(绿,鲜)	2.2
香菇(鲜)	3.3	藕	2.2
辣椒(红,小)	3.2		

表中数据源自:中国疾病预防控制中心营养与健康所.中国食物成分表标准版(第 6 版第一册).北京:北京大学医学出版社,2018.

附录二　食谱和菜肴设计

例1　成年女性一日膳食（食谱提供能量 1 800kcal，适用 18 岁以上低身体活动水平）

食物和摄入量	谷薯类	蔬菜水果类	鱼禽蛋和瘦肉	奶制品、大豆坚果	烹调油、食盐
	谷类 225g 薯类 50g	蔬菜 400g 水果 200g	畜禽肉 50g 水产品 50g 蛋类 40g	大豆 15g 坚果 10g 乳制品 300g	烹调油 25g 食盐 <5g
重要建议	最好选择 1/3 的全谷类及杂豆食物	选择多种多样的蔬菜水果，深色蔬菜最好占到 1/2 以上	优先选择鱼和禽，要吃瘦肉，鸡蛋不要丢弃蛋黄	每天吃奶制品，经常吃豆制品，适量吃坚果	培养清淡饮食习惯，少吃高盐和油炸食品
早餐	燕麦粥 1 碗(燕麦 25g)、白煮蛋 1 个(鸡蛋 40g)、牛奶一杯(300g)、西芹花生米 1 碟(西芹 50g、花生 10g)				
中餐	杂粮饭(大米 100g、小米 25g)、红烧翅根(鸡翅根 50g)、清炒菠菜(菠菜 200g)、醋熘土豆丝(土豆 100g)、紫菜蛋汤(紫菜 2g,鸡蛋 10g)				
晚餐	米饭(大米 75g)、清蒸鲈鱼(鲈鱼 50g)、家常豆腐(北豆腐 100g)、香菇油菜(干香菇 10g、油菜 150g)、苹果(苹果 200g)				
其他提示	足量饮水，每天 7~8 杯白开水	如添加糖，最好摄入量少于 25g；如饮酒，摄入不要超过 15g 酒精	吃动平衡，每天至少 6 000 步或进行 30min 中强度的运动；运动消耗能量至少 270kcal		

注:该膳食计划是基于 1 800kcal 能量需要量水平的平衡膳食模式；对一些人而言，这个能量需要量仅是估计值，您需要监测您的体重，判断是否需要调整。

例 2　成年男性一日膳食（食谱提供能量 2 400kcal，适合 18 岁以上部分低或中等身体活动水平）

	谷薯类	蔬菜水果类	鱼禽蛋和瘦肉	奶制品、大豆坚果	食用油、食盐
推荐食物的摄入量	谷类 300g 其中全谷物 100g 薯类 100g	蔬菜 500g 水果 350g	畜禽肉 75g 水产品 75g 蛋类 50g	大豆 25g 坚果 10g 奶制品 300g	烹调油 30g 食盐 <5g
重要建议	最好选择 1/3 的全谷类及杂豆食物	选择多种多样的新鲜蔬菜和水果；深色蔬菜最好占到 1/2 以上	优先选择鱼和禽，要吃瘦肉，鸡蛋不要丢弃蛋黄	每天吃奶制品，经常吃豆制品，适量吃坚果	培养清淡饮食习惯，少吃高盐和油炸食品
早餐	香菇菜包(面粉 25g，青菜 50g，香菇 5g，豆腐干 20g)、白煮蛋 1 个(鸡蛋 40g)、牛奶(300g) 或 奶酪 30~40g、苹果(苹果 150g)				
中餐	杂粮饭(大米 125g，小米 25g)、板栗烧鸡(鸡肉 50g，板栗 15g)、蒜苗肉末(蒜苗 100g，猪肉 25g)、菠菜蛋汤(菠菜 100g，鸡蛋 10g)				
晚餐	玉米面馒头(面粉 75g，玉米面 50g)、蛤蜊豆腐煲(蛤蜊 75g，南豆腐 75g)、尖椒土豆丝(青椒 50g，土豆 100g)、胡萝卜炒绿豆芽(胡萝卜 100g，绿豆芽 100g)、香蕉(香蕉 200g)				
其他提示	足量饮水，每天 7~8 杯白水	如添加糖，最好摄入量少于 25g；如饮酒，摄入不要超过 15g 酒精	吃动平衡，每天至少 6 000 步或进行 30min 中强度的运动；运动消耗能量至少 270kcal		

注:该膳食计划是基于 2 400kcal 能量水平的平衡膳食模式;这个能量需要量水平仅仅是估计值,您需要监测您的体重,判断是否需要调整能量摄入。

例3 健康老年人的食谱安排（食谱提供能量平均 1 500~1 900kcal 之间，适合 65 岁以上健康老年人）

	食谱计划一 (1 500kcal)		食谱计划二 (1 700kcal)		食谱计划三 (1 900kcal)	
	菜肴名称	食物名称及数量	菜肴名称	食物名称及数量	菜肴名称	食物名称及数量
早餐	米粥	大米 10g, 小米 10g, 赤豆 10g	香菇菜包	小麦粉 50g, 香菇 5g, 青菜 50g	燕麦粥	燕麦 25g
	烧卖	面粉 10g, 糯米 15g	白煮蛋	鸡蛋 30g	花卷	小麦粉 50g
	鸭蛋黄瓜片	咸鸭蛋 20g, 黄瓜 50g	豆浆	豆浆 250ml	拌青椒	青椒 100g, 香油 5ml
	酸奶	酸奶 1 盒(100~150ml)	奶酪	奶酪 10~20g	葡萄	葡萄 200g
加餐	香蕉	香蕉 100g	柚子	柚子 200g	牛奶	牛奶 300ml
中餐	红薯饭	大米 40g, 红薯 50g	赤豆饭	大米 75g, 小米 10g, 赤豆 25g	绿豆米饭	绿豆 10g, 粳米 100g
	青菜烧肉圆	青菜 150g, 猪肉末 20g	青椒土豆丝	青椒 100g, 土豆 100g	白菜炖豆腐	白菜 100g, 北豆腐 75g, 瘦猪肉 20g
	海带豆腐汤	海带结 20g, 内酯豆腐 150g	腰果鸡丁	腰果 10g, 鸡腿肉 50g		
			紫菜蛋汤	紫菜 2g, 鸡蛋 10g	炒西蓝花	西蓝花 100g
加餐	橙子	橙子 150g	牛奶	牛奶 300ml	橘子	橘子 100g
晚餐	鸡丝面	小麦粉 75g, 鸡胸脯肉 40g, 胡萝卜 100g, 黄瓜 50g, 木耳 10g	黑米饭	大米 50g, 黑米 25g	小米粥	小米 25g
			小黄鱼炖豆腐	小黄鱼 50g, 北豆腐 50g	馒头	小麦粉 75g
			清炒菠菜	菠菜 200g	清蒸鲳鱼	鲳鱼 100g
	盐水虾	基围虾 30g	梨	梨 100g	虾皮炒卷心菜	虾皮 10g, 卷心菜 100g
	牛奶	半杯(100~150ml)			蒜蓉菠菜	菠菜 100g
烹调油	花生油	20g	大豆油	25g	葵花籽油	20g
食盐	食盐	<5g	食盐	<5g	食盐	<5g

注:方案给出了不同能量水平的食谱,一日三餐结合了食物多样和搭配种类组合,平均摄入量能达到营养素供应的充足和均衡。其他应注意烹饪方法,保持食物细软和食用安全;注意适量活动,保持适宜体重。

例 4　孕妇一日膳食（食谱提供能量 2 250kcal，适合孕晚期女性）

推荐的食物摄入量	谷薯类	蔬菜水果类	鱼禽蛋和瘦肉	奶制品、大豆坚果	食用油、食盐
	谷类 225g 薯类 50g	蔬菜 400g 水果 200g	畜禽肉 120g 水产品 100g 蛋 类 50g	大豆 15g 坚果 10g 奶制品 300g+ 200g	烹调油 25g 食盐 <5g
重要建议	继续选择全谷类及杂豆等食物，并占主食的1/3	选择多种多样的新鲜蔬菜水果，深色蔬菜最好占到一半以上	优先选择水产、禽类和蛋类，要吃瘦肉	每天吃奶制品，并增加摄入量；经常吃豆制品，适量吃坚果	培养清淡饮食习惯，少吃高盐和油炸食品

早餐	鲜肉包 1 个(面粉 50g，猪肉 15g)、蒸红薯(红薯 50g)、白煮蛋 1 个(鸡蛋 50g)、牛奶 250g、苹果 100g
中餐	杂粮饭(大米 50g，小米 50g)、烧带鱼(带鱼 40g)、鸭血菜汤(鸭血 15g，大白菜 50g，紫菜 2g)、清炒四季豆(四季豆 100g)、鲜枣 50g
加餐	香蕉 50g
晚餐	小米粥(小米 75g，)、虾仁豆腐(基围虾仁 50g，豆腐 80g)、山药炖鸡(山药 100g，鸡肉 50g)、清炒菠菜(菠菜 100g)
加餐	猕猴桃 50g，核桃(核桃仁 10g)

其他提示	足量饮水、也可增加汤和牛奶的摄入	少吃添加糖和饮料、禁止饮酒	选择适合和适量的身体活动。注意增加三餐外的加餐

注：该膳食方案是为孕晚期孕妇能量需要量水平 2 250kcal 而设计，这个能量水平基于女性轻身体活动能量需要量水平 1 800kcal+450kcal 而来，膳食蛋白质和脂肪分别提供能量占 18% 和 31%。对一个具体个体而言，该能量需要量水平仅仅是估计值，您需要知道您的孕前体重和目前体重，或咨询营养师，判断是否需要调整能量摄入。

例5　3~5岁儿童一日三餐（食谱提供能量 1 200~1 300kcal）

食物类别及建议摄入量	谷薯类	蔬菜水果类	鱼禽蛋和瘦肉	奶制品、大豆坚果	食用油、食盐
	谷类 100g 薯类 25g	蔬菜 250g 水果 150g	畜禽肉 25g 水产品 20g 蛋类 25g	大豆 15g 坚果 5g 奶制品 500g	烹调油 20g 食盐 <3g
重要建议	最好选择1/3的全谷类及杂豆类食物,注意烹饪方式	选择多种多样的新鲜蔬菜,深色蔬菜最好占到一半以上;天天吃水果	优先选择鱼和禽肉,要吃瘦肉,鸡蛋不要丢弃蛋黄	每天吃奶制品,包括液态奶、酸奶和奶酪;经常吃豆制品如豆腐、豆干等	培养清淡饮食习惯,少吃高盐和油炸食品
早餐	燕麦粥(燕麦 10g、大米 10g、核桃 2~5g)、白煮蛋(鸡蛋 30g)、蔬菜奶酪沙拉(杂菜 10g,奶酪 10g)				
加餐	香蕉(香蕉 100~150g),牛奶一杯(牛奶 200~250g)				
中餐	米饭(大米 25g)、小米粥(小米 15g)、红烧鸡肉(鸡肉 25g、蘑菇少许)、清炒西蓝花(西蓝花 100g)、醋熘土豆丝(土豆 50g)				
加餐	酸奶 200~250g				
晚餐	米饭(大米 40~45g)、蒸南瓜(南瓜 80~100g)、清蒸鲈鱼(鲈鱼 20~25g)、油菜汤(油菜 60~100g)、红烧豆腐(豆腐 100g,猪肉末 20~30g)				
提示	培养清淡饮食习惯	足量饮水,喝白水	吃动平衡:鼓励户外运动或游戏,每天最好进行 60min 活动,如快跑、骑小自行车、拍球、捉迷藏、跳舞、滑滑梯等		

注:该膳食方案是按照能量水平 1 200~1 300kcal 而设计,这个能量需要量水平一般适合于女童 3~5 岁,男童 3~4 岁。该食谱膳食蛋白质和脂肪分别提供能量约占 18% 和 30%。对一个具体个体儿童而言,该能量需要量水平仅仅是估计值,您需要了解儿童目前体重并监测体重增长变化,判断是否需要调整能量摄入。

例6　一家三口的 5 日饮食方案

三口之家包括成人和孩子，家庭一日三餐食谱，应做到食物多样，营养均衡，照顾儿童的营养需要。使用者可以根据实际情况，考虑季节因素、个人喜好等，在同类食物内进行一定的调整。

一家三口 5 日饮食方案

餐次	周一食谱计划 1		周二食谱计划 2	
	食谱	食物名称	食谱	食物名称
早餐	杂粮粥	绿豆、糙米、大米、黄米	花卷	小麦粉、麦胚粉
	酸奶	酸奶	牛奶	牛奶
	白煮蛋	鸡蛋	炒鸡蛋	鸡蛋
	芹菜拌海带	芹菜、海带、花生	青椒拌豆腐丝	青椒、豆腐皮
中餐	米饭	大米	二米饭	大米、小米
	花菜烧肉片	花菜、瘦猪肉	红烧鸡腿	鸡腿
	番茄炒蛋	番茄、鸡蛋	松仁玉米	松仁、玉米
	清炒菠菜	菠菜	炒卷心菜	卷心菜
	豆腐羹	南豆腐	冬瓜小排汤	冬瓜、小排、虾仁
晚餐	红薯饭	大米、红薯	馒头	小麦粉
	鲫鱼萝卜丝	鲫鱼、白萝卜	炒蛤蜊	蛤蜊、辣椒
	炖排骨	排骨	家常豆腐	北豆腐、肉末少许
	炒芦笋	芦笋、油菜梗	炒西蓝花	西蓝花
	米汤	小米、绿豆	菌菇汤	冬菇、香菇、杏鲍菇
晚点	葡萄、梨、松子	葡萄、梨、松子	梨、苹果、核桃	梨、苹果、核桃

续表

餐次	周三食谱计划 3		周四食谱计划 4		周五食谱计划 5	
	食谱	食物名称	食谱	食物名称	食谱	食物名称
早餐	包子	面粉、牛肉、胡萝卜	鸡蛋饼	面粉、鸡蛋	三明治	面粉、鸡蛋、奶酪、番茄
	豆浆	豆浆	酸奶	酸奶	牛奶	牛奶
	蒸土豆	土豆	香干拌奶酪	豆腐干、小葱、奶酪	拌豆芽	绿豆芽
	苹果	苹果	香蕉	香蕉	苹果	苹果
中餐	米饭	大米	红豆饭	赤豆、大米、大黄米	米饭	大米
	肉片烩鲜蘑	蘑菇、瘦猪肉	土豆炖牛肉	土豆、牛肉	炒鸡丝	胡萝卜、鸡胸脯肉
	蛤蜊炖蛋	蛤蜊、鸡蛋	扁豆炒肉丝	扁豆、瘦猪肉	盖菜炖豆腐	盖菜、北豆腐
	醋熘白菜	白菜	芹菜香干	芹菜、豆腐干	蒜蓉苦瓜	苦瓜
	虾皮萝卜丝汤	萝卜、虾皮	番茄蛋汤	番茄、鸡蛋	山药排骨汤	山药、排骨
晚餐	糙米饭	大米、糙米	大米粥	大米、核桃	黄米饭	大黄米、大米
	红烧鸡翅	鸡翅	馒头	面粉、小麦胚粉	盐水虾	河虾
	素三丁	竹笋、胡萝卜、黄瓜	鱼头炖豆腐	鲢鱼头、南豆腐	洋葱炒蛋	洋葱、鸡蛋
	炒苋菜	苋菜	素三鲜	胡萝卜、蘑菇、芦笋	炒茼蒿	茼蒿
	番茄蛋汤	番茄、鸡蛋	苹果	苹果	橘子	橘子
晚点	西瓜	西瓜			面包 + 奶酪	面粉、奶酪、草莓酱

附录三　常见运动量计算表

活动项目		身体活动强度/MET		相当于 1 000 步的运动时间 /min
家务活动	整理床、站立	低	2.0	20
	洗碗、熨烫衣物	低	2.3	15
	收拾餐桌、做饭或准备食物	低	2.5	13
	擦窗户	低	2.8	11
	手洗衣服	中	3.3	9
	扫地、拖地板、吸尘	中	3.5	8
步行	慢速(3km/h)	低	2.5	13
	中速(5km/h)	中	3.5	8
	快速(5.5~6km/h)	中	4.0	7
	很快(7km/h)	中	4.5	6
	下楼	中	3.0	10
	上楼	高	8.0	3
	上下楼	中	4.5	6
跑步	走跑结合(慢跑成分不超过 10min)	中	6.0	4
	慢跑(一般)	高	7.0	3
	8km/h,原地	高	8.0	3
	9km/h	极高	10.0	2
	跑、上楼	极高	15.0	1

续表

活动项目		身体活动强度 **/MET		相当于 1 000 步的运动时间 /min
自行车	12~16km/h	中	4.0	7
	16~19km/h	中	6.0	4
球类	乒乓球	中	4.0	7
	台球	低	2.5	13
	网球（一般）	中	5.0	5
	网球（双打）	中	6.0	4
	网球（单打）	高	8.0	3
	羽毛球（一般）	中	4.5	6
球类	保龄球	中	3.0	10
	高尔夫球	中	5.0	6
	篮球（一般）	中	6.0	4
	篮球（比赛）	高	7.0	3
	排球（一般）	中	3.0	10
	足球（一般）	高	7.0	3
跳绳	慢速	高	8.0	3
	中速（一般）	极高	10.0	2
	快速	极高	12.0	2
舞蹈	慢速	中	3.0	10
	中速	中	4.5	6
	快速	中	5.5	4

续表

活动项目		身体活动强度 #/MET		相当于 1 000 步的运动时间 /min
游泳	踩水(中等用力,一般)	中	4.0	7
	爬泳(慢)、自由泳、仰泳	高	8.0	3
	蛙泳(一般)	极高	10.0	2
	爬泳(快)蝶泳	极高	11.0	2
其他活动	瑜伽	中	4.0	7
	单杠	中	5.0	5
	俯卧撑	中	4.5	6
	太极拳	中	3.5	8
	健身操(轻或中等强度)	中	5.0	6
	轮滑旱冰	高	7.0	3

注:*1MET 相当于每千克体重每小时消耗能量 1kcal。应用举例:一个体重为 60kg 的人慢速行走 10min 后,其能量消耗量为 2.5 × 60(kg) × 10(min) ÷ 60(min) =25kcal。一个体重为 60kg 的人蛙泳 2min,相当于运动了 1 000 步。

身体活动强度 <3 为低强度;3~6 为中强度;7~9 为高强度;10~11 为极高强度。

附录四 中国成人 BMI 与健康体重对应关系表

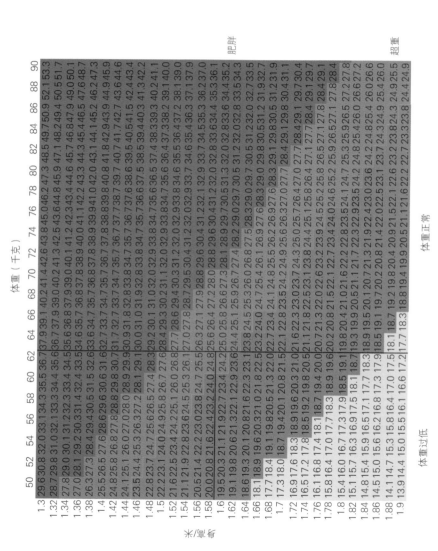

资料来源:《中国成人超重和肥胖预防控制指南（2021）》，2021 年。